Salutogenese in der Onkologie

D1668813

Salutogenese in der Onkologie

Herausgeber   *H. H. Bartsch*, Freiburg i. Br.
                 J. Bengel, Freiburg i. Br.

19 Abbildungen und 5 Tabellen, 1997

Tumortherapie und Rehabilitation
Freiburger Beiträge herausgegeben von H. H. Bartsch

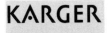

Basel · Freiburg · Paris · London · New York ·
New Delhi · Bangkok · Singapore · Tokyo · Sydney

Die Deutsche Bibliothek – CIP-Einheitsaufnahme

Salutogenese in der Onkologie : [Symposium, Freiburg,
Februar 1996] ; 5 Tabellen / Hrsg.: H. H. Bartsch ; J. Bengel. –
Basel ; Freiburg [Breisgau] ; Paris ; London ; New Yok ; New
Delhi ; Bangkok ; Singapore ; Tokyo ; Sydney : Karger, 1997
  (Tumortherapie und Rehabilitation)
  ISBN 3-8055-6396-5
NE: Bartsch, Hans H. [Hrsg.]

© Copyright 1997 by S. Karger GmbH, Postfach, D–79095 Freiburg und
S. Karger AG, P.O. Box, CH–4009 Basel
Printed in Germany on acid-free paper by Druckhaus ,,Thomas Müntzer" GmbH, Bad Langensalza
ISBN 3-8055-6396-5

Inhalt

Vorwort der Herausgeber

Die Weiterentwicklung therapeutischer Strategien stößt in der Medizin vor allem bei chronischen Erkrankungen und psychosomatischen Störungen immer wieder an Barrieren und Grenzen. Insbesondere in der Rehabilitation und in der Prävention wird die Bedeutung eines rein pathogenetisch orientierten Gesundheits- und Krankheitsmodells in Frage gestellt. Das Konzept der Salutogenese betont den Aspekt der Gesunderhaltung und fragt nach den Faktoren, die Gesundheit fördern. Es weist so über das pathogenetische Modell hinaus und trägt zu einer Diskussion um eine Horizonterweiterung der Medizin bei.

Der vorliegende Symposiumsband vereinigt Beiträge von zwei Tagungen. Das Symposium «Salutogenese in der Onkologie» im Februar 1996 in Freiburg beleuchtete das Konzept aus philosophischer, sozialmedizinischer, internistischer, molekularbiologischer und psychologischer Perspektive. Das Expertengespräch «Das Prinzip Gesundheit» im März 1996 in Grindelwald, Schweiz, ergänzte den erreichten Diskussionsstand insbesondere aus historischer und humanistischer Sicht. Beide Veranstaltungen waren Professor Dr. med. Gerd A. Nagel, Klinik für Tumorbiologie, Freiburg, zum 60. Geburtstag gewidmet. G. Nagel hat sich in besonderer Weise um die Fruchtbarmachung des Prinzips Salutogenese verdient gemacht.

Der Band bietet ein Forum, auf dem das Prinzip Salutogenese in seiner ganzen Breite aus verschiedenen wissenschaftlichen Perspektiven erörtert und seine Nutzbarmachung in der klinischen Onkologie und Rehabilitation im besonderen reflektiert wird. Die Herausgeber danken den Autoren der einzelnen Beiträge, der Robert Bosch Stiftung, Stuttgart, und auch dem Karger-Verlag, die das Erscheinen dieses Bandes möglich gemacht haben.

Freiburg, im September 1996

Hans Helge Bartsch
Jürgen Bengel

Bartsch HH, Bengel J (Hrsg): Salutogenese in der Onkologie. Basel, Karger, 1997, pp 1–4

Das Prinzip Salutogenese – Eine Einführung

J. Bengel

Abteilung für Rehabilitationspsychologie, Psychologisches Institut, Universität Freiburg i. Br.

Die medizinische Wissenschaft, das gesundheitliche Versorgungssystem, die professionellen Akteure in der Wissenschaft und im Versorgungssystem und auch die Patienten orientieren sich an dem sogenannten pathogenetischen oder kurativen Modell. Beschwerden, Schmerzen, Symptome oder Verletzungen werden als Vorläufer oder Zeichen von Krankheit bezeichnet und erlebt. Das pathogenetische Modell legt das Eingreifen bei subjektiv erfahrenen oder objektiv erhebbaren Störungen nahe. Diese führen zur Inanspruchnahme des Versorgungssystems und/oder zur Selbsthilfe und Selbstmedikation. Im professionellen Versorgungssystem erwarten wir eine umfassende Diagnostik der Erkrankung und eine adäquate Therapie, von der wir hoffen, daß sie eine möglichst schnelle, wenig belastende und direkt auf das Symptom abzielende Wirkung zeigt. Das daraus folgende Ablaufschema haben wir internalisiert, wir profitieren von diesem System und setzen hohe Erwartungen in die medizinische und psychosoziale Versorgung. Dieses Modell ermöglicht immer mehr diagnostische und therapeutische Verbesserungen und Fortschritte. Und dennoch ist unser gesundheitliches Versorgungssystem in der Kritik: Es sei zu teuer, es sei zu technisch orientiert, es sei organ- und symptombezogen und nicht ganzheitlich organisiert, der Prävention komme zu geringe Bedeutung zu und es biete keine Lösungen für das Problem der Zunahme chronischer Erkrankungen, um nur einige wenige Aspekte zu nennen. Eine weitere wesentliche Kritik am pathogenetischen Modell bezieht sich auf den zugrundeliegenden Gesundheits- bzw. Krankheitsbegriff: Gesundheit wird negativ definiert als Abwesenheit von Krankheit. Gesundheit ist der Normalzusand, Gesundheit ist alltäglich, Gesundheit muß in der Regel nicht weiter thematisiert werden.

Pathogenetisches Modell

Gesundheits- und Krankheitsbegriff

Die Definition von Gesundheit und Krankheit vollzieht sich im Spannungsfeld von gesellschaftlichem Kontext, medizinischem bzw. psychosozialem Gesundheitssystem (Expertensystem) und individueller Befindlichkeit, Symptomaufmerksamkeit und sozialem Umfeld der Betroffenen (Laiensystem). Innerhalb des medizinischen Systems sind die Mehrzahl der Expertendefinitionen von Gesundheit Negativbestimmungen; sie verstehen Gesundheit als Abwesenheit bzw. Freisein von Krankheit und verschieben das Problem auf die Definition von Krankheit. Allen Definitionsversuchen und Begriffserklärungen gemeinsam ist die Schwierigkeit einer Grenzziehung zwischen Normalem und Anormalem, zwischen Gesundem und Krankem. Die Weltgesundheitsorganisation versucht in ihrer Gesundheitsdefinition nicht nur die individuelle, körperliche und psychische Dimension, sondern auch die sozialen Bedingungen in ihrem Einfluß auf den Gesundheitsstatus zu berücksichtigen.

Mehrdimensionales Konzept

Konsens besteht darüber, daß Gesundheit als ein mehrdimensionales Konzept beschrieben werden muß. Körperliches Wohlbefinden (Fehlen von Beschwerden und Krankheitsanzeichen, positives Körpergefühl), psychisches Wohlbefinden (Freude und Glück, Zufriedenheit und Fehlen von Belastungen), Bewältigung von Lebensaufgaben und Erfüllung von Rollenerwartungen sowie die Selbstverwirklichung und Sinnfindung sind mögliche unterscheidbare Kriterien einer Definition. Die Entwicklung der modernen Medizin im 20. Jahrhundert hat dazu geführt, daß Experten- und Laienvorstellungen von Gesundheit und Krankheit sich immer weiter auseinanderentwickelten [1]. Neben der Differenz von Laien- und Expertendefinitionen nennt Gochman [2] fünf weitere Gründe, die eine vollständige und konsensfähige Definition von Gesundheit unerreichbar scheinen lassen: Vielzahl der definierenden Disziplinen, Widersprüche innerhalb der Fächer, unterschiedliche definitorische Ebenen, verschiedene theoretische Grundannahmen und international unterschiedliche Gesundheitsversorgungssysteme. Gleichwohl müssen in einem ständigen Dialog zwischen und innerhalb von Philosophie, Medizin und Sozialwissenschaften definitorische Merkmale kommuniziert und diskutiert werden. Die Bestimmung von Gesundheit und Krankheit muß auf der naturwissenschaftlichen, organmedizinischen Ebene, auf der psychosomatischen, psychosozialen und psychologischen Ebene, auf der soziologischen und gesellschaftlichen Ebene sowie auf der juristischen und administrativen Ebene erfolgen. Die impliziten und expliziten Definitionen von Gesundheit und Krankheit haben einen bedeutenden Einfluß darauf, welche Maßnahmen und Verhaltensweisen als kurativ notwendig und gesundheitsförderlich erachtet werden und welche Einflußmöglichkeiten und Verantwortlichkeiten dem Individuum zugeschrieben werden. Sie determinieren, welche technologischen, professionellen, sozialen, kulturellen, ökonomischen und ökologischen Ressourcen als angemessen und notwendig für Wiederherstellung, Erhalt und Förderung von Gesundheit angesehen werden.

Definition von Gesundheit

Gesundheit, Gesunderhaltung und Prävention haben in jüngerer Zeit in den Sozialwissenschaften und auch in der Psychosomatischen Medizin viel Aufmerksamkeit erfahren [z.B. 3]. Neben eine pathogenetisch-kurative Betrachtungsweise tritt eine Perspektive, die als salutogenetisch bezeichnet wird und nach Protektivfaktoren und Invulnerabilität sowie nach den Wirkfaktoren für die Erhaltung von Gesundheit fragt. Grundlegend sind die Arbeiten von Aaron Antonovsky, der der Frage, warum Menschen gesund bleiben, Vorrang vor der Frage nach der speziellen Ätiologie von Krankheiten einräumt [4, 5]. Ausgehend von Untersuchungen an ehemaligen KZ-Insassinnen hat Antonovsky die

Gesunderhaltung und Prävention

regenerative Kraft der Ich-Stärke und des Kohärenzgefühls herausgearbeitet. Kohärenzgefühl ist ein relativ überdauerndes Gefühl des Vertrauens darin, daß Anforderungen aus der inneren und äußeren Umwelt vorhersagbar und erklärbar sind, daß Ressourcen verfügbar sind, die notwendig sind, um den Anforderungen gerecht zu werden und daß diese Anforderungen Herausforderungen sind, die Einsatz und Engagement verdienen. Ein hohes Ausmaß an Kohärenzgefühl fördert die Gesundung und schützt Gesundheit. Antonovsky stellt dem pathogenetischen Modell mit seinen mikrobiellen, physikalischen, chemischen, sozialen, psychischen und kulturellen Einwirkungs- und Risikofaktoren sein salutogenetisches Modell gegenüber, das die Gesunderhaltung in den Mittelpunkt stellt. Teilweise wird bereits von einem Paradigmenwechsel gesprochen: von einem krankheitszentrierten Modell der Pathogenese hin zu einem gesundheitsbezogenen, ressourcenorientierten und präventiv ansetzenden Modell der Salutogenese.

Kohärenzgefühl

Die von Antonovsky formulierten salutogenetischen Prinzipien passen zum Bemühen der Psychosomatik und der Psychologie um ein biopsychosoziales und ganzheitliches Krankheitsverständnis. Auch in der Psychotherapie und primären Prävention wird ressourcenorientierten Ansätzen ein hoher Stellenwert eingeräumt. Das Prinzip der Salutogenese verbindet sich in idealer Weise mit dem Lebensweisenkonzept der Weltgesundheitsorganisation. Es unterstützt und flankiert eine Gesundheitsförderung, wie sie 1986 in der Ottawa Charta niedergelegt wurde. Es legitimiert Forschungsarbeiten zu Protektivfaktoren und rechtfertigt Interventionen, die nicht ausschließlich an Symptomen und Risikofaktoren ansetzen, und es unterstützt die Verbesserung und die Neuorientierung der psychosozialen und psychosomatischen Versorgung der akut, aber insbesondere auch der chronisch kranken Patienten. Auch die psychobiologische Bewältigungs- und Streßforschung beginnt zu fragen, welche protektiven Ressourcen der Organismus unter Belastungsbedingungen beispielsweise über das Immunsystem aktivieren kann. Sie folgt damit nicht mehr ausschließlich einem Vulnerabilitätskonzept, das untersucht, wie psychische Belastungen über psychophysiologische Prozesse pathogenetisch wirksam werden.

Lebensweisenkonzept

Belastungsforschung

Es ist das bedeutende Verdienst von Antonovsky, das Prinzip der Salutogenese in die aktuelle Diskussion eingebracht zu haben. Salutogenetische Empfehlungen und Konzepte können allerdings bis in die antike Medizin zurückverfolgt werden. Auch in jüngerer Zeit lassen sich Vorläufer und verwandte Konzeptionen nennen. Die Überlegungen von Antonovsky ähneln der Kohärenz im Gestaltkreis von Viktor von Weizsäcker, sie haben Bezug zur Homöostase im Situationskreiskonzept Thure von Uexkülls und zum Orientierungsverlust bei Viktor Frankl. Die Konstrukte sind ebenfalls verwandt mit Piagets Begriffen der Assimilation und Akkommodation, aber auch mit psychologischen Konzepten wie z. B. der Selbstwirksamkeitserwartung nach Bandura.

Verwandte Konzepte

Die rasche und teilweise euphorische Übernahme und Akzeptanz des Begriffs und der Ideen bis hin zur Rede vom Paradigmenwechsel regt dazu an, kritisch zu hinterfragen: Warum eine solche Neuorientierung? Was ist überhaupt neu an diesem Konzept? Lassen sich in seinem Rahmen alte Fragen neu stellen, und sind sogar neue Antworten auf alte Fragen möglich oder wahrscheinlich? Im einzelnen müssen die folgenden Aspekte diskutiert werden:

Fragen an das Konzept

- Worin liegen die Gründe für die hohe Attraktivität des Konzepts?
- Kann von einem Paradigmenwechsel gesprochen werden?
- Welches Weltbild liegt dem salutogenetischen Prinzip zugrunde?
- Auf welchen bekannten Konzepten und Modellen baut Salutogenese auf?
- Welche Reichweite und Wertigkeit schreiben verschiedene Disziplinen diesem Konzept zu?
- Welche Definitionen von Gesundheit und Krankheit resultieren daraus?
- Welchen Beitrag kann ein primär kognitionspsychologisches Konzept zu einer Theorie von Gesundheit und Krankheit leisten?
- Lassen sich die theoretischen Ausführungen in empirisch überprüfbare Fragestellungen umformulieren? Welche empirischen Belege für das Konzept liegen vor?
- Welche Konsequenzen lassen sich für die Grundlagenforschung ziehen?
- Welche Konsequenzen lassen sich für die medizinische und psychosoziale Versorgung der Patienten ziehen?

Interdisziplinärer Diskurs

Die Fragen machen deutlich, daß einzelne Disziplinen allein überfordert sind, die Reichweite und Tragfähigkeit des Konzeptes zu bewerten. Das Prinzip Salutogenese, seine Facetten und seine Anwendungsbereiche müssen multi- und interdisziplinär aus philosophischer, historischer, naturwissenschaftlicher, medizinischer und sozialwissenschaftlicher Perspektive erörtert werden. Klinische Onkologie, Krebsrehabilitation und Tumornachsorge scheinen in besonderer Weise geeignet, den Stellenwert und die Bedeutung salutogenetischer Prinzipien zu reflektieren und deren Nutzbarmachung für die gesundheitliche Versorgung zu prüfen. Der vorliegende Band versucht das Modell der Salutogenese in seiner gesamten Breite zu erfassen und gleichzeitig seine Übertragung auf einen relevanten gesundheitlichen Versorgungsbereich zu diskutieren.

Literatur

1 Schober R, Lacroix JM: Lay illness models in the enligthenment and the 20th century: Some historical lessons; in Skelton JA, Croyle RT (eds): Mental Representation in Health and Ilness. New York, NY, Springer, 1991, pp 10–31.
2 Gochman DS: Health Behavior. Emerging Research Perspectives. New York, NY, Plenum Press, 1988.
3 Lamprecht J, Johnen R (Hrsg): Salutogenese. Ein neues Konzept in der Psychosomatik? Frankfurt, VAS – Verlag für Akademische Schriften, 1994.
4 Antonovsky A: Health, Stress and Coping: New Perspectives on Mental and Physical Well-Being. San Francisco, Jossey Bass, 1979.
5 Antonovsky A: Unraveling the Mystery of Health. How People Manage Stress and Stay well. San Francisco, Jossey Bass, 1987.

Prof. Dr. phil. Dr. med. Jürgen Bengel, Abteilung für Rehabilitationspsychologie, Psychologisches Institut, Universität Freiburg, D-79085 Freiburg (Deutschland)

Bartsch HH, Bengel J (Hrsg): Salutogenese in der Onkologie. Basel, Karger, 1997, pp 5–19

Gesundheit als offenes System

Walther Ch. Zimmerli

Marburg / Zürich

Wer hätte ihn nicht schon gehört, den Medizinerspruch: «‹Gesund› gibt's nicht, es gibt nur ‹unvollständig abgeklärt›». Und – anders als so häufig – gilt hier: Kollegenmund tut Wahrheit kund. Für diejenigen, die es gerne via Autoritätsbeweis durch ein Klassikerzitat abgesichert hätten: Von Huxley soll die Sentenz stammen:

> «Die medizinische Forschung hat so enorme Fortschritte gemacht, daß es praktisch überhaupt keine gesunden Menschen mehr gibt.»

Und damit ist – jenseits aller begründeten oder unbegründeten Polemik – ein Zusammenhang angesprochen, den es im weiteren genauer zu untersuchen gilt. Ich möchte ihn in verschiedene Formulierungen ausdifferenzieren, um zu zeigen, daß es sich um ein facettenreiches gedankenhistorisches Syndrom handelt, dem daher auch schwerlich in einem einzigen argumentativen Durchgang beizukommen ist:

1. Krankheit und Gesundheit «gibt» es nicht; was mit diesen Begriffen jeweils gemeint ist, hängt von unterschiedlichen Faktoren ab; nicht zuletzt von jenen Größen, die in den verschiedenen Kulturen und historischen Epochen das Definitionsmonopol hatten. *(Definitionsmonopole)*
2. In unserer Kultur der ersten Moderne ist es die wissenschaftliche Medizin, die über ihre definitorische Kompetenz bezüglich pathogener Faktoren ex negativo auch Gesundheit definiert. *(Erste Moderne)*
3. Daß es sich bei der wissenschaftlichen Medizin der ersten Moderne um eine Instanz mit Definitionsmonopol für primär pathogene Faktoren handelt, liegt in kultureller Hinsicht an der Tatsache, daß sie sich einer christlich geprägten Wertelandschaft verdankt, so weit sie sich davon im Bewußtsein ihrer Standesvertreter im einzelnen auch entfernt haben mag. Damit ist gemeint, daß sich die christliche Kultur von der griechischen, die eine ihrer beiden Hauptquellen ist, dadurch unterscheidet, daß sie durch eine alles andere in den Hintergrund rückende Pathophilie dominiert ist. Aufgrund jener spezifischen narrativen Gehalte, die die identitätsverbürgende Funktion *(Pathophilie des Christentums)*

im Christentum ausüben, kurz: aufgrund der Erzählungen des Neuen Testaments, hat sich das Christentum als eine Religion des Mitleids und der Mit-Liebe mit Armen, Schwachen, Kranken und Sterbenden entwickelt. In theologischer Terminologie: Gott als Leidender geht mit den Leidenden mit [1].

4. Epistemologisch gesehen erklärt sich jedoch die Krankheitsorientierung der wissenschaftlichen Medizin in der ersten Moderne durch deren spezifisches Wissenschaftsverständnis. Es ist bereits hinlänglich diskutiert und immer irgendwelchen – wenn auch den falschen – Autoren in die Schuhe geschoben worden, daß schon das früh-neuzeitliche Wissenschaftsverständnis, aus dem dasjenige der ersten Moderne hervorgeht, kausal-linear gewesen sei, mit anderen Worten, daß es a) jene kognitiven Muster, die wir «Erklärungen» nennen, mit ontologischen Mustern, die wir «Ursachen» nennen, identifizierte und b) dabei das Kausalitätsprinzip in Ansatz brachte: Die Wirkung kann nicht *mehr* Realitätsgehalt haben als die Ursache – lebensweltlich für den common sense formuliert: «Größere Ursache – kleinere Wirkung», aber niemals: «kleinere Ursache – größere Wirkung».

5. Daß die kulturhistorisch wie epistemologisch-ontologisch begründete pathotrope Wendung der Medizin in der ersten Moderne hartnäckig fortbesteht, läßt sich unter anderem daran ablesen, daß auch die alternativen Bewegungen hieran nichts änderten: Die von Hahnemann begründete Homöopathie verrät bereits durch ihren Namen, daß auch sie pathotrop bleibt; und weder ganzheitliche noch psychosomatische noch anthropologische Medizin haben darauf auch nur geachtet. Einzig die Idee der Hygiene und der prophylaktischen Medizin sowie vordringlich die Idee der Diätetik scheinen – teils historische – Beispiele für eine Gesundheitsorientierung zu sein. Indessen verschwindet dieser Anschein schnell, wenn man einen nächsten Schritt tut.

6. Die Tatsache, daß die pathotrope Orientierung der Medizin so lange vorhalten kann, obwohl ringsum in einigen Naturwissenschaften, darunter ausgerechnet die Biowissenschaften, sich ganz andere Modelle durchsetzten, hat einen erneut historisch erklärbaren Grund: Medizin ist seit ihrer antiken Entstehung in unserem abendländischen Kulturkreis immer beides, Wissen *und* Können, episteme *und* techne, scientia *und* ars gewesen. Noch im mittelalterlichen Bildungssystem taucht die Medizin an zwei Stellen auf: einerseits als eine der oberen Fakultäten, also der scientiae, andererseits als eine Kunstfertigkeit, ein «ars», allerdings nicht als eine der «artes liberales», die die Erziehung eines jeden freien Menschen adeln, sondern als eine jener schmählichen «artes mechanicae», die man zum Broterwerb lernt. Damit aber ist eine Koppelung von Medizin an Technik vorgegeben, die den Wissenschaftsphilosophen sofort über die zugrundegelegten Strukturen informiert: Technische Anleitungen erfordern nämlich umgekehrte lineare Kausalität. Während kausal-lineare naturwissenschaftliche Verallgemeinerungen, die dann auch «Gesetze» heißen, die Form «immer wenn, dann» haben (die wir in der Logik eine «allquantifizierte Implikation» nennen), beruhen technische Regeln auf deren simpler Umkehrung. Statt für «Immer

Kausal-lineares Wissenschaftsverständnis

Pathotrope Medizin

Medizin als Technik

wenn Du A tust, geschieht B» interessiert sich der Techniker für «Immer wenn du B willst, mußt Du A tun»).

Gewiß, wir erkennen heute, daß es sich dabei um eine schreckliche Übervereinfachung handelt. Schon in der Physik stellen kausal-lineare Prozesse die Ausnahme, andersartige Prozesse dagegen die Regel dar. Um wieviel mehr ist dies in den Biowissenschaften der Fall, ganz zu schweigen von Wissenschaften, die sich auf physikalische, chemische, biologische, psychologische und soziologische Aspekte eines Wesens beziehen, das munter zwischen all diesen Ebenen interagiert! Abwendung von der linearen Kausalitätsvorstellung

7. Und ein letztes: Die pathotrope Orientierung der Medizin hätte sich nicht so lange halten können, wäre sie nicht so überaus erfolgreich gewesen. Gewiß, eine Betrachtung aus heutiger Sicht zeigt, daß das strahlende Licht der pathotropen Medizin nicht zuletzt deswegen so hell erscheint, weil es so viel Schatten wirft; trotzdem aber gilt – und das weiß sowohl der Wissenschaftshistoriker als auch der Wissenschaftstheoretiker –, daß Großparadigmen (wie es dasjenige der pathotropen Medizin fraglos ist) erst dann ins Wanken geraten, wenn sich Anomalien, sprich: Mißerfolge, zu häufen beginnen. In der überwiegenden Mehrheit aller Fälle im Rahmen der Medizin ist das aber (noch) nicht der Fall, und so kann es denn nicht verwundern, wenn vordringlich an jenen Fronten, an denen die therapeutischen Mißerfolge die therapeutischen Erfolge noch bei weitem überwiegen, Zweifel nicht die Ausnahme, sondern die Regel und alternative Vorschläge nicht nur zulässig, sondern Pflicht sind. Und damit wären wir bei der *salutotropen* Wendung der Onkologie. Erfolg des pathotropen Denkens Salutotrope Wendung

In der bislang durchgeführten Ouvertüre sind die Hauptmotive angeklungen, die in den folgenden drei Sätzen (oder Teilen) näher beleuchtet werden: Zunächst möge es dem Philosophen gestattet sein, einen nicht ausschließlich medizinhistorischen, sondern eher begriffskritischen Blick auf das zu werfen, was als Gesundheitsbegriffe der pathotropen Medizin bislang offiziell vorgelegt worden ist (I). Sodann soll gefragt werden, was die Elemente jener systemtheoretischen Betrachtungsweise sind, die sich in anderen Wissenschaften offenbar durchzusetzen beginnt (II). Damit werden die Instrumente vorbereitet sein, um in einem abschließenden dritten Schritt das Leitmotiv der «ersten Moderne» wieder aufzunehmen und ein Modell von Gesundheitsorientierung in der zweiten Moderne zu entwerfen (III).

I

Daß die Medizin der ersten Moderne pathotrop ausgerichtet war (und ist), habe ich exponiert; als kulturhistorischen Hintergrund dafür habe ich die Pathophilie des Christentums genannt. Wie steht es denn nun mit der Antike? In Fragment 234 des Atomisten Demokrit von Abdera findet sich im Zusammenhang der Erwägungen über das richtige Maß (metron) folgende Hygieneregel [2]:

«Gesundheit (hygieia) fordern in ihren Gebeten die Menschen von den Göttern; daß sie aber die Macht darüber in sich selbst haben, wissen sie nicht, sondern indem sie durch ihre Unmäßigkeit ihr entgegenwirken, werden sie selbst Verräter an der Gesundheit durch ihre Gelüste (epithymia).»

Gesundheit ist mithin nicht etwas, das den Menschen ohne ihr eigenes Zutun einfach zufiele oder entzogen würde; Gesundheit ist etwas, an dem sie selbst aktiv teilhaben. Und in gewisser Weise mag man hierin bereits die Zweiteilung der Medizin in Therapeutik und Diätetik vorweggenommen sehen, wie sie erstmals im «Corpus hippocraticum» und dann explizit in Galens Schrift «De tuenda sanitate» [3] ausgedrückt wird:

Therapeutik und Diätetik

«Es gibt zwar nur *eine* Wissenschaft vom menschlichen Körper, aber sie hat *zwei* Teilgebiete. Da ist einmal die Gesundheitspflege, zum anderen die Heilkunst. Da nun die Gesundheit der Zeit wie auch dem Wert nach vor der Krankheit steht, müssen wir Ärzte prinzipiell darauf schauen, wie man sie bewahren kann. Dann erst, in zweiter Linie also, hat man zu bedenken, wie man mit den Krankheiten am besten fertig wird. *Beide* Aspekte aber haben die Methodik einer erfolgreichen Forschung gemeinsam, wenn wir nämlich wissen, wie denn die Beschaffenheit des Körpers, die wir Gesundheit nennen, zu erkennen sei. Denn wir können sie weder bewahren, wenn sie vorhanden ist, noch sie wiederherstellen, wenn sie zerstört ist, wenn wir überhaupt nicht wissen, was diese Gesundheit ihrem Wesen nach denn eigentlich sein soll.»

«Mens sana in corpore sano»

Ein typisches Zeichen für verfälschte altphilologische Halbbildung durch humanistische Gymnasien, wie wir sie alle besucht haben, ist das von dem römischen Schriftsteller Juvenal etwa gleichzeitig in seinen «Satiren» geäußerte Wort, das in steiler Antiqua über den Eingangstoren so mancher Turnhallen oder unter den Bildern des Turnvaters Jahn zu finden war: «Mens sana in corpore sano». Dem Wissenschaftshistoriker und Wissenschaftspublizisten Ernst Peter Fischer aus Konstanz verdanke ich den Hinweis darauf, daß die vollständige Formulierung dieses Satzes seinen Sinn ins Gegenteil verkehrt. Satire X/356 heißt nämlich in voller Länge: «Orandum est, ut sit mens sana in corpore sano» [4]. Um den gesunden *Sinn* in einem gesunden Leib muß also gebetet werden – ganz im Gegensatz zu dem, was Demokrit uns empfahl. Von einem skifahrenden Universitätsprofessor oder einem Boxweltmeister, der abends meine Bücher liest, ist – mindestens an dieser Stelle – ebensowenig die Rede wie von unser aller Turnlehrer, der die Juvenal-Worte zu oft im Munde führte (wenn sie auch auf dem Wege dorthin offensichtlich nicht durch das Gehirn gegangen waren)!

Gleichwertigkeit der Diätetik in der Antike

Es sieht also so aus, als verfüge die griechische und römische Antike über ein mit der Krankheitsorientierung der Therapie mindestens gleichwertiges Gesundheitsverständnis der Diätetik, wobei die Frage der technischen Herstellbarkeit der Gesundheit durch Diätetik durchaus unterschiedlich beantwortet wird. Eine sehr beachtenswerte Empfehlung jedenfalls läßt sich noch der «Diätetik für die Seele und den Körper» des jüdisch-arabischen Philosophen und Arztes Maimonides Mitte des 12. Jahrhunderts entnehmen. Darin zitierte er zustimmend den berühmten Aphorismus II. 4 des Hippokrates [5]:

«Zur Erhaltung der Gesundheit gehören Vermeidung der Übersättigung und das Verhindern von Übermüdung bei der Arbeit.»

Zimmerli

Mit dieser differenzierten Gesundheitskonzeption kontrastiert eigentümlich die Verarmung des Gesundheitsbegriffs auf eine negative Bedeutung, wie wir sie im Rahmen der wissenschaftlichen Medizin der ersten Moderne sehen: Gesundheit ist – so läßt sich dieser Begriff wiedergeben – nichts anderes als die Abwesenheit von Krankheit. Daß dies im gleichen viel zu wenig und viel zu viel umfaßt, war schon der Weltgesundheitsorganisation in ihrer berühmten Definition von 1946 [6] aufgegangen, in der sie dem negativen Gesundheitsbegriff mutig entgegenhielt:

Gesundheit als Abwesenheit von Krankheit

«Gesundheit ist ein Zustand vollständigen physischen, psychischen und sozialen Wohlbefindens und nicht einfach die Abwesenheit von Krankheit und Gebrechen.»

Vor dem Hintergrund des negativen Gesundheitsbegriffes klingt das sehr vernünftig. Betrachtet man diese Definition indessen genauer, dann verrät auch sie ihre Schwächen, die ihrerseits für unser modernes Verhältnis zur Gesundheit typisch sind. Bedenkt man nämlich, daß die Folgen der wissenschaftlichen Medizin, wie eingangs gesagt, derart sind, daß heute kaum noch jemand mehr als gesund gelten kann, dann erkennt man leicht: Was in der WHO-Definition implizit gefordert wird, ist nicht mehr (aber auch nicht weniger!) als der gesunde Übermensch, also ein Wesen, das es so – jedenfalls gegenwärtig – nicht geben kann, ein Wesen, das sich durch «vollständiges physisches, psychisches und soziales Wohlbefinden» auszeichnet.

Der gesunde WHO-Übermensch

Nicht nur ist evident, daß niemand in diesem Sinne vollständig «gesund» sein kann, sondern es scheint darüber hinaus sogar unmöglich zu sein, sich ein solches Wesen auch nur vorzustellen. Selbst wenn es – was an sich schon ein Ding der Unmöglichkeit ist – eine Situation gäbe, in der ein Mensch sich in jeglicher Hinsicht physisch wohl befände, würde gerade diese Tatsache ihn, wenn er nicht ein gefühlloser Klotz ist, an vollständigem psychischem und sozialem Wohlbefinden hindern, es sei denn, alle anderen Menschen wären in diesem vollständigen Sinne auch gesund. So könnte man die WHO-Bestimmung von Gesundheit höchstens als eine regulative Idee, die wenig operationale Umsetzbarkeit aufweist, ad acta legen, wenn sie nicht noch eine zusätzliche entscheidende Schwäche aufwiese: Nicht nur die Tatsache, daß sie gleichsam die Quadratur des Kreises sucht, macht sie zur weiteren Verwendung untauglich, sondern auch, daß sie darüber hinaus noch statisch ist: Gesundheit wird als ein *Zustand* bestimmt, und genau dies ist, wie sich mit Rückgriff auf die systemtheoretischen Erwägungen noch zeigen wird, zumindest irreführend: Auch und gerade Gesundheit ist nicht als ein Zustand, sondern als ein *Prozeß* zu verstehen.

Statischer Gesundheitsbegriff

Fraglos ist die WHO-Definition als Ausdruck einer doppelten kulturellen Selbstverständlichkeit der Mitte unseres Jahrhundert zu verstehen: Zum einen drückt sie die Vorstellung aus, daß vollständige Gesundheit auf wissenschaftlich-technischem Wege herstellbar sei, zum anderen aber impliziert sie eben dadurch auch die normative Konnotation, das so Herstellbare sei als eine Art von Rechtsanspruch für alle Menschen zu verstehen. Und so verwundert es denn nicht, daß Wissenschaftskritiker wie Ivan Illich [7] beides anders sehen: Für ihn ist Gesundheit:

Herstellbare Gesundheit als Rechtsanspruch

«die Fähigkeit, sich auf ein wechselndes Milieu einzustellen, heranzuwachsen und zu altern, im Falle einer Verletzung zu gesunden, zu leiden und in Frieden den Tod zu erwarten. [. .] Die bewußt gelebte Gebrechlichkeit, Individualität und soziale Offenheit des Menschen machen die Erfahrung von Schmerz, Krankheit und Tod zu einem integralen Bestandteil seines Lebens. Die Fähigkeit, diese drei Dinge autonom zu bewältigen, ist die Grundlage seiner Gesundheit.»

Gesundheitsdefinition
Ottawa-Charta

Und nochmals anders definiert die Ottawa-Charta für Gesundheitsförderung [8] vom 21.11.1986: «Gesundheit», so kann man dort lesen,

«wird von Menschen in ihrer alltäglichen Umwelt geschaffen und gelebt: dort, wo sie spielen, lernen, arbeiten und lieben. Gesundheit entsteht dadurch, daß man sich um sich selbst und für andere sorgt, daß man in die Lage versetzt ist, selber Entscheidungen zu fällen und eine Kontrolle über die eigenen Lebensumstände auszuüben, sowie dadurch, daß die Gesellschaft, in der man lebt, Bedingungen herstellt, die all ihren Bürgern Gesundheit ermöglichen. Füreinander Sorge tragen, Ganzheitlichkeit und ökonomisches Denken sind Kernelemente bei der Entwicklung von Strategien zur Gesundheitsförderung. Alle Beteiligten sollten als ein Leitprinzip anerkennen, daß in jeder Phase der Planung, Umsetzung und Auswertung von gesundheitsfördernden Handlungen Frauen und Männer gleichberechtigte Partner sind.»

Gesundheit als Produkt menschlichen Zusammenlebens

Gesundheit als das durch die wissenschaftlich-technische Medizin Herstellbare ist hier ersetzt durch ein Verständnis, das ein Produkt der Menschen bezeichnet, und zwar der Menschen sowohl auf der Individualebene als auch auf der Ebene ihres sozialen Zusammenlebens. Individuen realisieren ihre Gesundheit im Rahmen eines Gemeinwesens, das diese individuellen Tätigkeiten und Konkretisierungen von Gesundheit seinerseits ermöglicht. Zusätzlich eingeführt wird daher der Begriff der Gesundheitsförderung, der sich auf die Herstellung dieser Bedingungen bezieht. Und dazu gehört eben heutzutage nicht zuletzt die Gleichberechtigung von Mann und Frau.

So weit, so gut. Wenn wir uns nun aber vertiefend fragen, was hier eigentlich geschehen ist, stellt sich heraus, daß hier dasselbe wie bei allen gesellschaftlichen Leitbegriffen passiert: Sie werden nämlich aufgeladen mit allem, was zu ihrer Zeit jeweils gut und teuer ist. Gesundheit ist nun schlechterdings alles, und wir können sicher sein, daß wir heute auch noch Demokratie und Marktwirtschaft einschließen würden. – Und wahrscheinlich hat die Ottawa-Charta sogar recht. In gewisser Weise hat in der Tat all das mit Gesundheit zu tun. Aber natürlich *ist* nicht alles Gesundheit, sondern Gesundheit kann sozusagen als das Netz all dieser Relationen verstanden werden, und deswegen ist es vermutlich sinnvoller, Wittgenstein zu folgen und den Versuch zu unterlassen, Gesundheit scharf in einer einzigen Bestimmung zu definieren. Stattdessen ist in der Richtung fortzufahren, die bereits durch die Ottawa-Charta vorgegeben wurde: nämlich die Bedingungen von Gesundheitsförderung zu untersuchen.

Gesundheit als Netz von Relationen

II

Wir haben gesehen: Die Einführung des Begriffes «Gesundheit» in Symmetrie mit demjenigen der Krankheit und unter fast vollständiger Ausblendung sogar diätetischer Elemente ist nicht zuletzt auf die Verbindung von wissenschaflicher Medizin und technischer Kunstfertigkeit im Hinblick auf die therapeutische Funktion der Medizin zurückzuführen. Das bedeutet, daß die Stärken der wissenschaftlich-technischen Medizin in therapeutischer, aber auch in prophylaktischer Hinsicht in anderen Bereichen zugleich ihre Schwächen ausmachen könnten. Alles was nicht in Reparatur der Effekte oder Verhinderung der Bedingungen von pathogenen Faktoren übersetzbar ist, fällt durch die Maschen des Eddington-Netzes dieser Medizinauffassung hindurch. Da das aber keineswegs bedeutet, daß dieses Netz in therapeutischer Hinsicht nicht bezüglich derjenigen Fälle, die in ihm hängenbleiben, hocheffektiv ist, bleibt es, durch Erfolg abgesichert, in paradigmatischer Geltung. In jenen Bereichen hingegen, die sich nicht in diesem Eddington-Netz verfangen, muß deswegen von dessen Prämissen abgesehen werden.

Daß es sich hierbei um strukturinhärente Schwächen des in anderen Bereichen zu Recht als Erfolgsmodell gefeierten Medizinkonzepts der ersten Moderne handelt, ist von verschiedenen Seiten erkannt und für eigene Zwecke umgemünzt worden. Die inzwischen der Ideengeschichte angehörende Bewegung, die sich «New Age» nannte, hat sich diesen Sachverhalt zunutze gemacht und mit der Kritik an der technisch-wissenschaftlichen Medizinauffassung leere Versprechungen von Ganzheit und Fernem Osten verknüpft. Dabei bediente sie sich eines einfachen logischen Trugschlusses nach dem Muster: Wenn einiges an einer Konzeption falsch ist, muß alles richtig sein, was dieser Konzeption widerspricht. Nach diesem Muster, das zuweilen durchaus Ansichten ausdrückt, die man für richtig halten muß, hat etwa Fritjof Capra ganze Serien von Büchern produziert (mit denen er wenigstens in dieser Hinsicht einen Beitrag zur Gesundheit geleistet hat: nämlich sich selbst ökonomisch gesund zu schreiben!). Nach seiner Auffassung ist etwa Gesundheit

«ein multidimensionales Phänomen mit voneinander abhängigen physischen, psychischen und sozialen Aspekten. Die übliche Darstellung von Gesundheit und Erkrankung als entgegengesetzte Punkte eines eindimensionalen Kontinuums ist ziemlich irreführend. Körperliche Krankheit kann durch eine positive psychische Haltung und Einstellung zur Gesellschaft ausgeglichen werden, so daß der Gesamtzustand als Wohlbefinden gelten muß. Andererseits können emotionelle Probleme und gesellschaftliche Isolierung eine Person trotz körperlicher Fitness sich krank fühlen lassen.» [9]

Da «des Capras neue Kleider» unterdessen allerdings wieder aus der Mode geraten sind – Capra, c'est fini! –, muß eben doch etwas ernsthafter nachgedacht werden.

Hierzu ist es zunächst notwendig, von der hypostasierenden Substantivierung Abschied zu nehmen. Nicht um den platonisierenden Begriff *der* Gesundheit als solcher kann es gehen, sondern was begrifflich geklärt werden muß, ist die Konzeption eines *gesunden Lebewesens*. Dazu aber ist es sinnvoll, sich zunächst einmal zu fragen, was ein Lebewesen sei, um dadurch ein besseres Verständnis dafür zu bekommen, was wir mit dem Adjektiv «gesund» in diesem Zusammenhang meinen.

Zu diesem Zweck ist es nun sinnvoll, sich des eingangs erwähnten Sachverhalts zu erinnern, daß nämlich die Naturwissenschaften – und zwar durchaus auch solche, die der Medizin nahestehen – sich unterdessen vom kausal-linea-

Medizinkritik der «New Age»-Bewegung

Abschied von der Substantivierung

ren technischen Denken verabschiedet haben. Der Weg dorthin war derjenige der allgemeinen Systemtheorie, wie sie sich von Ludwig von Bertalanffy bis hin zu Heinz von Foerster, Paul Watzlawick und Humberto Maturana entwickelte. Wenn wir nun unter systemtheoretischen Voraussetzungen unser Problem betrachten, sehen wir, daß vor allem drei Sorten von Systemen wichtig sind: Da sind zum einen die als «gesund» ausgezeichneten lebenden Systeme; da ist zum anderen das kognitive System wissenschaftlich-technischer Medizin, das diese ersten Systeme betrachtet, diagnostiziert und therapiert, und da ist schließlich das beide umfassende System, das wir genauer als «gesellschaftliches oder politisches System» kennzeichnen.

Denken in Systemen

1. Ganz allgemein sprechen wir innerhalb der Systemtheorie von «System» immer in bezug auf den Komplementärbegriff «Umwelt». Jedes System wird durch seine Beziehungen zu seiner Systemumwelt sowie durch die Abgrenzung gegen sie bestimmt. Systeme bestehen immer in einer Beziehung zu ihrer Umwelt, sei diese nun metabolisch oder nicht. Insbesondere lebende Systeme sind stets zum Teil offene Systeme. Geschlossene Systeme im strengen Wortsinn könnten gar nicht überleben, aber sogar nichtlebende Systeme müssen auf die eine oder andere Weise mit ihrer Umwelt interagieren. Dies gilt selbstverständlich für bewegliche Systeme wie Autos oder Flugzeuge, die Treibstoff benötigen, um sich bewegen zu können. Aber es gilt auch für scheinbar statische Systeme wie Häuser, Kirchen, Berge, Sterne oder ganze Sonnensysteme, wie uns der zweite Hauptsatz der Thermodynamik lehrt: Um ein System zu bleiben, d. h. um einen gewissen Grad von Ordnung zu bewahren, muß jedes System eine bestimmte Menge von Negentropie, d. h. von Energie, zuführen. Und dies ist der Grund dafür, warum es im strengen Sinne des Wortes gar keine «geschlossenen Systeme» geben kann. Trotzdem ist es möglich, zwischen relativ offenen und relativ geschlossenen Systemen zu unterscheiden, in anderen Worten: zwischen Systemen, die mehr, und Systemen, die weniger Negentropie-Zufuhr benötigen. Ein Berg etwa braucht, wenn er einmal existiert, nahezu keine Negentropie, um weiterhin als Berg zu bestehen, ein Tier oder ein Mensch dagegen hört fast unmittelbar nach der Unterbrechung seines Metabolismus auf, seine systematische Ordnung beizubehalten.

Offene und geschlossene Systeme

Metabolismus und Negentropie

Die Theorie der Selbstorganisation hat uns mit einer weiteren Unterscheidung versehen, die uns helfen kann, den Unterschied zwischen der Offenheit und der Geschlossenheit von Systemen besser zu verstehen. Lebende (autopoietische) Systeme unterscheiden sich von nichtlebenden (allopoietischen) Systemen dadurch, daß sie sich ständig, entsprechend ihrem eigenen Bauplan, reorganisieren und rekonstruieren: Wir essen z. B. Käse, aber unser Stoffwechsel formt diesen, entsprechend den in der DNA gespeicherten genetischen Informationen, in die Bestandteile menschlicher Zellen um. Die Theorie der Autopoiese nennt dies «operationale Geschlossenheit von Systemen»: Lebende Systeme sind, dieser Theorie zufolge, Systeme ohne In- und Output-Oberflächen auf ihrer eigenen Systemebene, obwohl sie nicht existieren könnten, wenn sie nicht In- und Output auf einer niedrigeren Systemebene, in diesem Falle also auf derjenigen der Energiezufuhr, hätten. Das

Autopoietische und allopoietische Systeme

wiederum heißt aber in der Terminologie der Selbstorganisationstheorie, daß Systeme dieser Art nicht nur operational geschlossen, sondern auch «strukturell gekoppelt» sein müssen.

Strukturelle Kopplung

Und nun sehen wir in einer ersten Näherung, was man ein «gesundes System» nennen kann: ein System, das sich auch durch geringere *Störungen* in der strukturellen Koppelung nicht an der Selbsterneuerung gemäß der operationalen Geschlossenheit *hindern* läßt. Und nun sehen wir auch leicht, daß es hierbei durchaus unterschiedliche Varianten von Störungen geben kann: Zum einen kann es sein, daß zwar einige Teile der operational geschlossenen Selbstreproduktion ausfallen, sei es durch Unfälle, durch Noxen oder durch rückwirkende Störungen des höherstufigen psychischen und kognitiven Systems, aber solange durch diese Teilausfälle nicht die Selbstreproduktion des gesamten Organismus in Frage gestellt ist, können wir – die Grenzen sind fließend – durchaus noch von einem «gesunden Organismus» sprechen. Kriegsversehrte, durch Unfall oder Geburtsschäden physisch Behinderte, Allergiker und andere kann man durchaus als «gesund» bezeichnen.

Störungen «gesunder Organismen»

2. Eine analoge (oder besser: homologe) Struktur weist auch das kognitive System auf: Aufruhend auf dem organischen und psychischen System operiert es geschlossen, d. h., es transformiert alle Inputs auf sinnlicher und emotionaler Ebene in kognitive Muster oder Sinn. Dies führt dann wiederum zu einem spezifischen Verhalten und beeinflußt zumindest einen Teil des psychischen und physischen Systems. Was wir «wissenschaftliche Erkenntnis» nennen, ist die Einbettung der beschriebenen kognitiven Systeme in soziale Systeme, die ebenfalls eine spezifische und unverwechselbare, operational geschlossene Art der Selbstreproduktion haben. Kompliziert wird unser Fall dort, wo sich das kognitive System und das lebende System so aufeinander beziehen, daß das eine Gegenstand, aber zugleich Grundlage des anderen wird (s. unten).

Kognitive Systeme

3. Nun zu den sozialen Systemen: Hier gilt ähnliches hinsichtlich der Beziehungen zwischen System und Umwelt. Jedes soziale System würde sofort aufhören zu existieren, wenn auf einer niedrigeren Systemebene gleichsam die Versorgung mit Negentropie aufhören würde, wenn z. B. die Mitglieder einer Gesellschaft verhungerten oder wenn – eine Systemstufe höher – der Informationsfluß zwischen dem System und seiner Umwelt unterbrochen würde. Aber da soziale Systeme im Grund höherstufige lebende Systeme sind, trägt uns die Homologie hier sogar noch einen Schritt weiter: Wenn die interne, operational geschlossene autopoietische Struktur es unterlassen sollte, niedrigstufige Inputs in genuine Elemente des höherstufigen Systems umzuformen, so hörte dieses letztlich ebenfalls auf zu existieren. Absterben oder krebsartige Auswüchse wären der Effekt. Geringfügigere Störungen hingegen, in denen etwa der Informationsfluß von Individuen zu gesellschaftlichen Gruppen teilweise oder ganz unterbrochen wäre, lassen im Regelfalle das System selbst nicht absterben.

Soziale Systeme

Das politische System schließlich, das die Funktion hat, die objektiven Rahmenbedingungen für das Überleben des sozialen Systems und der in ihm sich selbstorganisierenden Teilsystems bereitzustellen, hat seinerseits, wenn

Politisches System

es sich um eine Demokratie handelt, einen gewissen Grad von Plastizität. Einen vollständigen Legitimationsentzug jedoch könnte auch dieses politische System nicht überleben.

Nun gibt es gewiß eine Vielfalt von Möglichkeiten, aus dieser systemtheoretischen Modellierung Konsequenzen für die Gesundheit und die Rolle der Medizin in unserer Gesellschaft zu ziehen. Ich will mich allerdings auf nur ein Problem konzentrieren, das ich als das der «Koevolution» von kognitiv-wissenschaftlichen und lebenden Systemen bezeichnen möchte. Dabei gilt es, folgendes festzuhalten:

- Lebende Systeme können durch kognitiv-wissenschaftliche Systeme in ihrer eigenen Autopoiese sowohl gehindert als auch gefördert werden. Man denke allein schon auf der physischen Ebene an anthropogene Noxen oder auf der psychischen Ebene an die Effektivierung jener Art von Streß, die wir nicht als Beitrag zum – wie Hegel sagen würde – «ewig in Gegensätzen sich bildenden» Leben, sondern eher als Beitrag zum «Distress» ansehen würden. In der Fachliteratur ist dieser Faktor als das sogenannte «Typ-A-Verhalten» [10] bekannt, und es könnte durchaus sein, daß dieser Faktor durch die Tatsache, daß er überall in der wissenschaftlichen und populären Publizistik erwähnt und breitgetreten wird, eine positive Verstärkung erfährt: Fälle von Fitness-Distress sind durchaus bekannt.

Eustress und Distress

- Umgekehrt kann es durchaus sein, daß sich das gesunde Lebewesen aufgrund der hohen Komplexität seiner operational geschlossenen Autopoiese der Modellierung durch die Autopoiese im Rahmen einer weniger komplexen kognitiv-wissenschaftlichen Systems entzieht. Dann tritt das ein, was wir als den Normalfall kennen: daß gesunde Menschen nicht wegen, sondern trotz der wissenschaftlich-technischen Medizin ihre physische und psychische Autopoiese vorantreiben.

- Innerhalb des lebenden Systems, das wir als «gesund» bezeichnen, geht dabei immer ein antagonistischer Kampf zwischen pathogenen und salutogenen Elementen (Zellen, Wirkstoffen o. ä.) vor sich.

Gesundheit als Antagonismus

- Nicht nur das wissenschaftliche, sondern auch das gesellschaftliche und politische System können allerdings hemmend oder fördernd in jenen Prozeß, den wir «Salutogenese» nennen, eingreifen. Nimmt man jedoch das über kausal-lineare wissenschaftlich-technische Systeme und über gesunde lebende Organismen Gesagte beim Wort, dann müssen für ein Gesundheitskonzept der neuen Art das kognitive Verständnis und die mögliche wissenschaftlich-technische Therapie voneinander abgekoppelt werden. Nur ein nicht direkt therapieorientiertes Gesundheitskonzept kann überhaupt die Chance haben, uns einen Schritt näher zum Verständnis von Gesundheit zu bringen, selbst auf die Gefahr einer Verschiebung möglicher therapeutischer Eingriffe hin.

III

Bei meiner eingangs vorgetragenen Analyse der gegenwärtigen Situation hatte ich bezüglich der wissenschaftlich-technischen Medizinauffassung immer von einer Auffassung der «ersten Moderne» gesprochen. Damit ist mehreres impliziert:

– Zum einen legt die Formulierung «erste Moderne» die Annahme nahe, daß noch mit mindestens einer weiteren Moderne zu rechnen ist.

Erste und zweite Moderne

– Zum anderen weist diese Formulierung darauf hin, daß ich mit der anderen oder zweiten Moderne nicht das meine, was in der Diskussion des vergangenen Jahrzehnts als «Postmoderne» [11] oder «Technologisches Zeitalter» [12] bezeichnet wurde.

Postmoderne oder Technologisches Zeitalter

Wenn sich, was zu erwarten ist, die Medizin als Wissenschaft, d. h. als kognitiv-soziales System der geschilderten Art, auf Dauer den Veränderungen, denen die anderen Wissenschaften unterworfen sind, nicht verschließen kann, dann mag es Sinn machen, auf diese Veränderungen anhand des Überganges von der ersten zur zweiten Moderne zu achten. Und da ist natürlich zunächst einmal die *Abwendung von der ersten Moderne* zu bedenken. Diese war, was das Wissenschaftsverständnis betrifft, durch kausal-lineare Modellierung auf der einen und die Ausblendung des Standpunktes des Beobachters auf der anderen Seite gekennzeichnet, was wiederum zu einer Vernachlässigung von Zeit und Zeitlichkeit führt. Unser Jahrhundert ist, wie wir heute genauer als noch vor fünfzig Jahren wissen, dadurch gekennzeichnet, daß sukzessive alle drei Bestimmungsstücke des in diesem Sinne verstandenen Wissenschaftskonzepts der ersten Moderne widerrufen werden.

Abwendung von der ersten Moderne

– Die Zeit avanciert von einem externen zu einem internen Parameter der Naturwissenschaft selbst, und was «Zeitlichkeit» genannt wird, erhält eine neue Bedeutung [13]. Die gegenwärtige Entwicklung, in welcher Physik, Chemie, Biowissenschaften und Informatik zusammenzuwachsen beginnen, stellt eine Weiterführung dieser Tendenz einer «Wiederentdeckung der Zeit» [14] dar.

Wiederentdeckung der Zeit

– Was die Rolle des Beobachters betrifft, wird diese immer weiter verstärkt, bis sie den Status der Rolle einer Konstruktion oder gar Erfindung von Wirklichkeit erreicht [15].

Konstruktion von Wirklichkeit

– Und was schließlich die Fixierung auf den schmalen Bereich kausal-linearer Prozesse betrifft, bewegen wir uns schon seit längerer Zeit unter den Stichworten «deterministisches Chaos», «Synergetik», «fraktale Geometrie» oder «Selbstorganisation» in das Gebiet hinein, in dem nach Heinz von Foersters Muster «order from noise» die Konstruktion von Ordnung aus Chaos modelliert wird [16].

Konstruktion von Ordnung aus Chaos

Diese Revisionen des Wissenschaftsverständnisses hängen mit Tendenzen zusammen, die sich mit Begriffen wie «Dezentralität», «Pluralität», «Perspektivität» und «Komplexitätsdynamik» bezeichnen lassen. Schon der französische Poststrukturalismus und Dekonstruktivismus hatte seinen theoretischen

Impetus daraus bezogen, mit der Vorstellung einer Weltordnung zu brechen, die um ein Zentrum organisiert ist, sei es nun der allmächtige christliche Gott des Monotheismus oder der an seine Stelle tretende, zur Omnipotenz ermächtigte Cogito-Mensch der Neuzeit. Hinter dieser Dezentrierung aber tauchte als Denkmuster bald die Polyzentrierung auf: Die Vorstellung, es gebe ein Zentrum und man selbst stehe darin, wird nicht dadurch obsolet, daß man annimmt, es gebe gar kein Zentrum, sondern es gebe beliebig viele davon. Dementsprechend vervielfältigen sich auch die Perspektiven, d. h. die Bilder von Welt bzw. der Ausschnitte aus ihr.

Von Dezentrierung zu Polyzentrierung

Das Überraschende ist nun allerdings die Konsequenz dieser Konzeption: Aus ihr folgt nämlich nicht, was man – in Vorstellungen der ersten Moderne befangen – häufig hört: daß nämlich die sich als Ausdifferenzierung und Spezialisierung in den Wissenschaften manifestierende Vielheit nun durch einen holistischen Gewaltakt wieder zu einer Gesamtheit zusammengezwungen werden solle. Auch diese Vorstellung einer nostalgischen Suche nach der verlorenen Einheit gehört nämlich noch der ersten Moderne an.

Charakteristika der zweiten Moderne

Die zweite Moderne dagegen – ein Konzept, das von verschiedenen Autoren in verschiedener Form vorgetragen wird – verfügt über einige zusätzliche Charakteristika, die für unseren Zusammenhang wichtig sein mögen:

– Zum einen wird ihr «reflexiver» Charakter schon seit Jahrzehnten von Zeitanalytikern gesehen [17, 18]. Damit ist nicht nur gemeint, daß objektive Reflexivität in dem Sinne vorliegt, daß Wissenschaft und Technik sich in verstärktem Maße nun auf Resultate früherer Produktivität ihrer selbst zurückbezieht, sondern auch daß es hierduch unabdingbar wird, die Reflexion auf die Folgen wissenschaftlich-technischen Forschens in dieses selbst miteinzubeziehen, was zuweilen durchaus zu einem Schrumpfen des Freiraumes wissenschaftlich-technischer Forschung selbst führen kann [19].

Schwache Kasualitäten

– Neben der Reflexivität ist die zweite Moderne durch schwache Kausalitäten ausgezeichnet. Damit ist das gemeint, was in der Logik als der Unterschied zwischen hinreichenden und notwendigen Bedingungen bekannt ist: Während die kausal-lineare Wissenschaftskonzeption der ersten Moderne sich ausschließlich auf hinreichende Bedingungen konzentriert (die man dann eben auch «Ursachen» nennt), ist die Konzeption der zweiten Moderne an dem ganzen Geflecht der notwendigen Bedingungen interessiert, unter denen es in den meisten Fällen gar nicht die *eine* hinreichende Bedingung gibt.

Denken fern vom Gleichgewicht

– Des weiteren zeichnet sich die zweite Moderne dadurch aus, daß sie das Denken in Gleichgewichtsmodellen, wie es sowohl die klassische Thermodynamik als auch ein Teil des Denkens in «steady-state»-Systemen kennzeichnet, durch Bereiche «jenseits» oder «fern vom Gleichgewicht» ergänzt [20].

Was bedeutet dies alles nun für das neue Verständnis von Gesundheit als einem offenen selbstorganisierenden System?

Zunächst einmal dies, daß es sich bei Gesundheit um einen weder allopathisch noch homöopathischen herzustellenden *Zustand*, sondern um einen autopoietischen *Prozeß* handelt, der von der operational geschlossenen Selbstreproduktion des als Trägersystem zu betrachtenden Lebewesens, von seiner Einbettung in soziale Interaktionen sowie von seiner – ihrerseits autopoietischen – konstruktiven Modellierung durch ein wissenschaftliches und therapeutisches System, genannt Medizin, abhängt. Daraus folgt nicht zuletzt, daß die Mediziner – und zwar nicht ausschließlich aufgrund von Kunstfehlern, sondern in vielen Fällen schon aufgrund kausal-linearer Modellierungen – selbst zu pathogenen Faktoren werden können. Gesundheit als Prozeß

Zum anderen ist aber auch dieser Gesundheitsprozeß, wenn er unter Bedingungen der zweiten Moderne gesehen wird, ein reflexiver Prozeß. Das bedeutet, daß die Gegenstände wissenschaftlicher Reflexion und therapeutischen Handelns, deren Differenz sich hinter dem scheinbar identitätsverbürgenden Begriff «Patient» verbirgt, durchaus auseinandertreten können. Anders formuliert: Es kann nicht nur sein, sondern ist im Regelfalle so, daß aufgrund der Einsicht in die Dezentralität, Pluralität, Perspektivität und Komplexitätsdynamik ein einleuchtendes Verständnis des Gesundheitsprozesses erzielt werden kann, ohne daß sich daraus schon stringent therapeutische Maßnahmen ableiten ließen. Außerdem hat die Reflexivität des Gesundheitskonzeptes aber auch – wie in der zweiten Moderne überhaupt – die Bedeutung, daß Gesundheit heute in starkem Maße mit der Verarbeitung anthropogener Faktoren zu tun hat. Also sind nicht nur die pathogenen Seiten, sondern komplementär dazu auch die salutogenen autopoietischen Aktionen in diesem Sinne «künstlich». Hier widerstreitet nicht eine wie auch immer verstandene (oder mißverstandene) Natur ihren Beeinträchtigungen durch anthropogenen Noxen, sondern der natürliche Zustand des Menschen ist heute in zunehmendem Maße derjenige der ersten Modernisierung, auf die sich die zweite mitsamt ihrem Gesundheitskonzept bezieht. Reflexivität des Gesundheitsprozesses Gesundheit: Verarbeitung anthropogener Faktoren

Dem wiederum korrespondiert, was aus der Vorstellung von «schwacher Kausalität» folgt. Es steht außer Zweifel, daß diese Überlegung für die kognitive Modellierung von Gesundheit bedeutsamer ist als für potentielle therapeutisch unterstützende kunstfertige Eingriffe. Nichtsdestoweniger gilt aber in beiden Fällen, daß die operationale Geschlossenheit der autopoietischen Selbstreproduktion von Gesundheit nur ermöglichend unterstützt werden kann. Das schließt natürlich nicht aus, daß defekte Elemente, die für die Weiterverbreitung von falschen Informationen über die Streuung von Zellen zuständig sind, nach biblischer Empfehlung ausgerissen werden sollen (ein Verfahren, das in der medizinischen Zunft als «Chirurgie» bekanntgeworden ist). Die Konzeption einer schwachen und nichtreversiblen Kausalität im Aktivierungsnetz bedeutet allerdings auch, daß ohne eine Kooperation des Trägersystems zwar vielleicht Krankheiten beseitigt, niemals aber Gesundheit ermöglicht werden kann. Schließlich – und das ist bereits in dieser Formulierung enthalten – muß die Vorstellung der therapeutischen *Herstellung* des Gesundheitszustandes – auch wenn es sich dabei um Wiederherstellung («restitutio ad integrum») handelt – durch diejenigen der *Ermöglichung* des Gesundheitsprozesses ersetzt werden. Ermöglichung versus Herstellung von Gesundheit

Und damit kommen wir zu einer letzten Einsicht: Gewiß, lebende Systeme sind makroskopisch als «steady-state»-Systeme zu verstehen. Nicht das aber macht sie als gesunde Systeme aus. Ihre salutogenen Eigenschaften halten diese Systeme vermutlich notwendigerweise ebenfalls fern vom Gleichgewicht, da nur so jenes Auspendeln des Lebens möglich wird, auf das wir mit dem Ausdruck «ein gesundes Lebewesen» hinweisen. Daß das Ideal der Gleichgewichtsthermodynamik, der Ruhezustand, in Wahrheit ein Sich-neutralisieren antagonistischer Kräfte ist, die ihrerseits nur fern vom Gleichgewicht ihren Impetus holen konnten, ist nicht nur Ärzten bekannt. Diese wissen aber besser als alle noch im kausal-linearen Ausschließlichkeitswahn befangenen vertrauensvollen Patienten, daß ein Eingriff in diese komplexe antagonistische Dynamik immer die Verpflichtung zu weiteren Eingriffen nach sich zieht. Einem Zirkusjongleur gleich, der die zwanzig Teller, die gleichzeitig auf Stahlruten rotieren, nur dadurch am Herunterfallen hindern kann, daß er unablässig von einer Stahlrute zur anderen springt und diese in neue Bewegung versetzt, kann der Mediziner angesichts des komplexen autopoietischen «Kunstwerks» gesunder Lebewesen nur verzweifeln oder – um mit Martin Heidegger zu reden – Gelassenheit lernen.

Einer der größten Schüler des großen Philosophen hat uns eben dadurch, daß er einen Großteil der 96 Jahre, die er bis jetzt gelebt hat, krank war, demonstriert, daß die Definition des gesunden Lebewesens sein autopoietischer Umgang mit jenen Störungen und Irritationen ist, die wir «pathogen» nennen: Hans-Georg Gadamer schreibt in dem von ihm im jugendlichen Alter von 93 Jahren veröffentlichten Buch «Über die Verborgenheit der Gesundheit» [21] einen Satz, dem nur wenig hinzuzufügen ist:

Gesundheit als Wunder der Selbstvergessenheit

«Gesundheit ist etwas, das all dem auf eigentümliche Weise entzogen ist. Gesundheit ist nicht etwas, das sich als solches bei der Untersuchung zeigt, sondern etwas, das gerade dadurch ist, daß es sich entzieht. (. . .) Sie gehört zu dem Wunder der Selbstvergessenheit.»

Vielleicht besteht Salutogenese nach allem was ich bisher ausgeführt habe, letztlich in nichts anderem als in dem neuen Erlernen einer Diätetik der Selbstvergessenheit. Und gewiß gelingt dies nur im Zusammenwirken der beteiligten organischen, psychischen, kognitiven, sozialen und politischen Faktoren. Aber auch diese sind notwendige, nicht hinreichende Bedingungen, so daß wir nun am Ende doch sagen können, daß in diesem Sinne Juvenal Recht hat: «Orandum est, ut sit mens sana in corpore sano». Zu fragen oder zu bitten oder zu hoffen ist darauf indessen nur, wenn die notwendigen Bedingungen dafür hergestellt sind. Diesen gilt die Salutogenese. Wenn diese Bedingungen, einmal bekannt, realisiert sind, dann und erst dann sind wir angewiesen auf das bittende Fragen. Fragen aber – um noch einmal den Freiburger philosophischen Genius Martin Heidegger zu bemühen – «ist die Frömmigkeit des Denkens» [22].

Literatur

1 Moltmann, J: Der gekreuzigte Gott; 3. Aufl. München, Kaiser, 1976, pp 183 ff.
2 Diels H, Kranz W: Die Fragmente der Vorsokratiker, vol. 2, 12. Aufl. Dublin/Zürich 1966, p 192.
3 Galen: De tuenda sanitate (Über die Gesundheitspflege); in Die Werke des Galenos, Band 1. Übersetzt und erläutert von E. Beintker. Stuttgart, 1939, pp 15 ff.
4 Juvenal: Satire X/356; in Adamietz (Hrsg): Satiren. Lateinisch deutsch. Darmstadt, 1993, p 228.
5 Maimonides: Diätetik für Seele und Körper. Basel, 1966, p 60.
6 WHO: Satzung der Weltgesundheitsorganisation, Präambel; in Hüfner K: Die Vereinten Nationen und ihre Sonderorganisationen. Strukturen, Aufgaben, Dokumente, Teil 2. Die Sonderorganisationen, p 200.
7 Illich, I: Nemesis der Medizin, Hamburg 1977, pp 309, 311.
8 Ottawa-Charta for Health Promotion. 1st Int. Conf. on Health Promotion. Ottawa, Canada, Nov. 1986.
9 Capra F: Wendezeit; 3. Aufl. Bern, Scherz, 1986, p 360.
10 Friedman M, Rosenman RH: Type A Behaviour and Your Heart. New York, 1974.
11 Welsch W: Unsere postmoderne Moderne; 2. Aufl. Weinheim, VCH-Verlagsgesellschaft, 1993.
12 Zimmerli WCh (Hrsg): Technologisches Zeitalter oder Postmoderne? 2. Aufl. München, Fink, 1991.
13 Zimmerli WC, Sandbothe M (Hrsg): Klassiker der modernen Zeitphilosophie. Darmstadt, 1993.
14 Gimmler A, Sandbothe M, Zimmerli WCh (Hrsg): Die Wiederentdeckung der Zeit. Darmstadt, 1996 (im Druck).
15 Watzlawick, P (Hrsg): Die erfundene Wirklichkeit. Wie wissen wir, was wir zu wissen glauben? Beiträge zum Konstrukivismus, 6. Auflage. München, Pieper, 1990.
16 Küppers B-O (Hrsg): Ordnung aus dem Chaos. Prinzipien der Selbstorganisation und Evolution des Lebens, München, Piper, 1987.
17 Beck U: Risikogesellschaft. Auf dem Weg in eine andere Moderne. Frankfurt/M., Suhrkamp, 1986.
18 Zimmerli WCh: Zeichen unserer Zeit – die reflexive Wendung; in (Hrsg): Kernenergie, wozu? Basel, 1978, pp 124 ff.
19 Max-Planck-Gesellschaft (Hrsg): Der schrumpfende Freiraum der Forschung. Berichte und Mitteilungen H. 1/95.
20 Prigogine I, Stengers I: Dialog mit der Natur. Neue Wege naturwissenschaftlichen Denkens, 5. Aufl. München, Piper, 1986, bes. pp 148 ff., pp 306 ff.
21 Gadamer H-G: Philosophie und praktische Medizin; in Die Verborgenheit der Gesundheit. Aufsätze und Vorträge. Frankfurt a. M., 1993, p 126.
22 Heidegger M: Die Frage nach der Technik, in Heidegger M: Die Technik und die Kehre, Pfullingen, Neske, 1962, p 36.

Prof. Dr. W. Ch. Zimmerli, Institut für Philosophie, Philipps-Universität Marburg, D-35032 Marburg (Deutschland)

Bartsch HH, Bengel J (Hrsg): Salutogenese in der Onkologie. Basel, Karger, 1997, pp 20–36

Etüden zur Gesundheit

Rolf Verres

Abteilung Psychotherapie und Medizinische Psychologie der Universität Heidelberg

In meinem Beitrag möchte ich mich mit der Bedeutung des menschlichen Bewußtseins für die Gesundheit befassen. Dabei will ich mich nicht nur dem Bewußtsein derjenigen widmen, die wir gemeinhin als »Patienten« bezeichnen, sondern es geht mir auch um das Bewußtsein der Ärzte. Und wenn ich von «Gesundheit» reden werde, meine ich neben der Gesundheit der Patienten auch diejenige der Ärzte selbst. Wie und in welchen Zusammenhängen spielt das menschliche Bewußtsein in den medizinischen Wissenschaften eine Rolle?

In der Grundlagenforschung zum Leib-Seele-Problem geht es um Fragen des Menschenbildes: Wie, wann und wo entsteht Bewußtsein – es ist ja offensichtlich, daß dies bereits weit vor der Geburt beginnt –, an welchen körperlichen Korrelaten kann man es erkennen? Durch welche Einflüsse kann Bewußtsein situativ oder dauerhaft verändert werden? Welche Krankheiten kann das Bewußtsein entwickeln, wie kann man diese behandeln, und vor allem: welche Bedeutung hat das bewußtseinsabhängige Verhalten für das leib-seelische Gleichgewicht des einzelnen Menschen, für komplexe Systeme und letztendlich auch für die umgebende Natur? Zu wenig finde ich derzeit in der westlichen wissenschaftlichen Medizin die Frage thematisiert, was mit dem Bewußtsein von Menschen geschieht, wenn sie sterben, und ob es auch Aufgaben der Ärzte sei, sterbende Menschen ganz bewußt in das Erlöschen des Bewußtseins hineinzubegleiten.

Bewußtseinsforschung in der Medizin

Angesichts der Zersplitterung der Heilkunde in immer kompliziertere Subdisziplinen wird die Bewußtseinsforschung vorwiegend den Neuro- und Psychowissenschaften zugeordnet. Sie ist aber eigentlich in fast allen Gebieten der Medizin wichtig. Daher möchte ich auch die Frage ansprechen, ob in den nächsten Jahren von den gegenwärtigen westlichen medizinischen Professionen in ihrer Gesamtheit überhaupt noch wesentliche Impulse für einen heilsamen Umgang mit Bewußtseinsphänomenen zu erwarten sind, und zugleich, ob im Zusammenhang globaler Entwicklungen auch innerhalb der medizinischen Wissenschaft ihrerseits ein grundlegender Bewußtseinswandel in Betracht zu ziehen oder gar zu fordern ist.

Für die Beantwortung dieser doppelten Frage sind vor allem solche Merkmale der gegenwärtigen Ausbildung zum Arzt zu analysieren, von denen es abhängt, ob der einzelne Arzt bzw. die einzelne Ärztin als heilkundig, als glaubwürdig, als vertrauenerweckend, also als beziehungsfähig erkannt werden kann.

Beziehungsfähigkeit von Ärzten

In der wissenschaftlichen Medizin werden die Phänomene der geistigen Welt vor allem unter dem Aspekt betrachtet, wie man geistig-seelische Prozesse funktionalisieren, also unter möglichst sichere Kontrolle bringen kann. Von den geistig-seelischen Erlebensmöglichkeiten der Menschen werden vor allem erstens das Denken und zweitens das Fühlen genauer betrachtet.

Das Denken spielt in der medizinischen Wissenschaft insofern eine Rolle, als man Hypothesen bilden, Ursache-Wirkungs-Zusammenhänge aufdecken und berechenbare Therapiemethoden zur Krankheitsbekämpfung entwickeln will: Hierzu stellt man den Patienten vorwiegend rationale Fragen. Das Irrationale darf sich nicht in die wissenschaftlich-medizinische Denkwelt einschleichen; denn es gefährdet die Exaktheit.

Bewußtsein und Denken

Auch das Emotionale von Menschen wird in der wissenschaftlichen Medizin hauptsächlich als etwas zu Kontrollierendes thematisiert. Äußerungen, die auf Leiden hindeuten, sollen durch Therapie möglichst verringert werden, angenehme, oder zumindest neutrale Gefühlszustände sollen gefördert werden, notfalls ist zumindest Leidensfähigkeit zu stärken. In der neudeutschen Wissenschaftssprache bezeichnet man das als «Coping», zu dessen Erfassung eine Vielzahl änderungssensitiver Meßinstrumente entwickelt wurde.

Bewußtsein und Fühlen

Nun gibt es aber wahrscheinlich neben dem Denken und Fühlen noch eine dritte Dimension der geistig-seelischen Welt, die mit Begriffen wie Phantasie, Kultur, Musik, Theater, Malerei, Dichtung, Philosophie, Glauben, Zauberei und Liebe umschrieben werden kann, vielleicht auch als mystische Welterfahrung, als spirituelle Suche oder als Bedürfnis nach Bezogenheit und Aufgehobensein in einem größeren Ganzen.

Bewußtsein und spirituelle Suche

Während der Ausbildung werden angehende Ärzte systematisch darin trainiert, vor allem die erstgenannte Erscheinungsform ihrer eigenen geistig-seelischen Erlebniswelt, nämlich das rationale Denken, für wichtig zu nehmen und selektiv zu trainieren. Irrational Erscheinendes ist bei Patienten nicht zu beachten und auch aus dem eigenen Geistesleben so gründlich wie möglich zu eliminieren.

Der zweiten Erscheinungsform des eigenen Geisteslebens, nämlich den Emotionen, lernt der angehende Arzt zumindest während seiner Berufsausbildung möglichst zu entsagen; denn das Äußern von Emotionen könnte als eine Infragestellung von Wissenschaftlichkeit verstanden werden.

Nahezu gänzlich ignoriert wird in der gegenwärtigen westlichen Medizin aber die dritte Dimension der geistig-seelischen Welt: Ich möchte sie im folgenden unter dem Begriff der *spirituellen Suche* zusammenfassen, dem Bedürfnis nach *Bezogenheit und Aufgehobensein in einem größeren Ganzen.*

Man könnte auch von einer Tiefendimension der wissenschaftlichen Medizin sprechen. Sie zu entdecken ist nicht nur Aufgabe der Ärzte, sondern auch der Patienten.

Eine Tiefendimension der Heilkunde

Es geht mir dabei um das Anliegen, die professionelle Wissenschaft und die Suche nach Sinn und nach Spiritualität wieder als eine Einheit spüren zu können, indem wir die Tiefendimension der Heilkunst in der wissenschaftlichen Theorienbildung mitberücksichtigen, statt sie aus der Medizin auszugrenzen und an die Seelsorge zu verweisen. Wenn schon ein Chemiker wie Albert Hofmann, dessen wissenschaftliches Œuvre von mehreren Universitäten mit Doktorhüten gewürdigt wurde, sagen kann, Naturwissenschaft und mystische Welterfahrung müßten kein Gegensatz sein, so sollte es doch eigentlich innerhalb derjenigen Wissenschaft, die ausdrücklich den Prinzipien der Heilung gewidmet ist, möglich sein, alle drei Dimensionen der geistig-seelischen Welt für alle Beteiligten wieder spürbar miteinander zu integrieren, nämlich das Denken, das Fühlen und die spirituelle Suche.

Wissenschaft und spirituelle Suche sind kein Gegensatz

Eine wichtige Möglichkeit dazu sehe ich darin, die exakte Wissenschaft wieder mit den Botschaften der Musen in Kontakt zu bringen. Daß dies möglich ist, möchte ich mit diesem Beitrag zeigen. Dazu möchte ich zunächst exemplarisch über einige persönliche Erfahrungen mit der Musiktherapie berichten.

Die Idee, in meine medizinpsychologische Forschung auch die Musiktherapie zu integrieren, entsprang meinen gänzlich subjektiven Wünschen, beim Umgang mit Menschen auch die musischen Erfahrungsdimensionen lebendig zu spüren und lebendig zu halten. An der Hamburger Hochschule für Musik und darstellende Kunst hatte ich einige Jahre lang einen Lehrauftrag für Psychosomatik im Rahmen des Aufbaustudienganges Musiktherapie; auch war ich dort Mitbegründer und wissenschaftlicher Beirat des Instituts für Musiktherapie. In meinem persönlichen Leben haben Musik und Kunst eine große Bedeutung, ich übe selbst auch aktiv Musik aus, und ein von Bundesforschungsministerium gefördertes psychoonkologisches Forschungsprojekt sah ich als eine Chance, meine Aktivitäten an der Hochschule für Musik und darstellende Kunst und am Universitätskrankenhaus Hamburg-Eppendorf miteinander zu verbinden.

Musiktherapie

Gerade bei Krebserkrankungen – deren geistig-seelische Dimension mein Hauptarbeitsgebiet ist – gilt es im Sinne von Antonovskys These zur Salutogenese [1], ein Grundgefühl des Vertrauens in die Beeinflußbarkeit und die sinnvollen Zusammenhänge der eigenen Lebensgestaltung zu entwickeln. Antonovsky nennt dies den *Sinn für Kohärenz*. Damit scheint mir ein Gespür für das gemeint zu sein, was Leib und Seele zusammenhält: eine ganzheitliche Erfahrung der eigenen Beseeltheit. Letztlich geht es um eine liebevolle Haltung zu sich selbst und zur umgebenden Natur.

Salutogenese und der Sinn für Kohärenz

Künstlerische Therapieansätze in der Medizin bedeuten nun keineswegs hauptsächlich, das Schöne oder Harmonische zu betonen. Diejenigen bildenden Künstler, Musiker oder Schriftsteller, die eine überdauernde Resonanz bei anderen Menschen finden, bringen oft gerade das Schöne mit dem Häßlichen, das Gute mit dem Bösen, das Licht mit dem Schatten, das Bedeutsame mit dem Banalen in eine spannungsreiche Verbindung, oder sie lassen diese Gegensätze sogar unverbunden nebeneinander bestehen.

Intensiver lebt, wer den «Augen-Blick» immer wieder neu bewußt erlebt und zugleich offen bleibt für das Überdauernde. Hierin liegt eine der wichtigsten Voraussetzungen für das, was wir neuerdings als «Salutogenese» bezeichnen.

In der Forschung geht es mir also um diese besondere Möglichkeit, das Leben zu vertiefen. Bei der Behandlung von Krebserkrankungen kann dies bedeuten, die Lebenskräfte vielleicht auf eine neue Weise anzuregen. Wenn dies jedoch nicht mehr möglich ist, kann das Loslassen zur wichtigsten Aufgabe werden.

Musik wird hier nicht in erster Linie als Mittel zu einem Zweck, einem Medikament vergleichbar eingesetzt, sondern es geht um die Musikerfahrung als solche, um die Integration der musischen Potentiale in das Menschenbild. Während in der Ornithologie, unzweifelhaft einer naturwissenschaftlichen Forschungsdisziplin, den Vogelgesängen viel wissenschaftliche Aufmerksamkeit gewidmet wird und diese als genuiner Bestandteil der Ornithologie ganz selbstverständlich anerkannt sind, nimmt die Humanmedizin die menschlichen Fähigkeiten zum ästhetischen Ausdrucks- und Wahrnehmungsverhalten aufgrund der einseitig pathologieorientierten Sichtweise nur noch dann zur Kenntnis, wenn sie in Termini von Pathologie beschreibbar sind: wenn also beispielsweise Hörschäden durch Umweltkrach aufgetreten sind, Violinisten Rückenschmerzen oder Lehrer Stimmbandentzündungen entwickelt haben.

Musik kann körperliche Vorgänge beeinflussen, wie z. B. bei der Schmerzlinderung, doch darüber hinaus liegt eine besondere Kraft in der Musik, wenn es darum geht, die Suche nach Sinn zu fördern und zu begleiten. Die Welt der Musik kann also vielleicht wichtig sein, wenn wir die spirituelle Dimension der menschlichen Existenz besser verstehen wollen. *Suche nach Sinn*

Insoweit es dabei auch um die zwischenmenschliche Beziehungsgestaltung mit Schwerkranken und Sterbenden geht, können zugleich Zartheit und Behutsamkeit der Helfer unterstützt werden. *Behutsamkeit*

Ich finde es wichtig, daß wir uns darauf besinnen, was wir selber an Musischem, an Kreativität, an Kraft in uns haben, so daß wir eine noch umfassendere Resonanzfähigkeit für den Umgang mit der – unabhängig vom Denken und von Sprache erlebbaren – Lebenskraft der uns anvertrauten Patienten entwickeln. Die therapeutische Aufmerksamkeit sollte viel stärker auf die Frage zentriert werden, wie man beim Gegenüber dessen elementare körperliche bzw. seelische Lebenskraft noch bewußter sinnlich spüren kann und wie es in der therapeutischen Beziehung gelingen kann, die interpersonale Resonanz zwischen diesen Lebensenergien beim Patienten und beim Therapeuten als Wirkfaktor bei den jeweils anstehenden Entwicklungsaufgaben einzusetzen. *Resonanzfähigkeit für Kreativität*

Die meisten Gespräche mit Patienten dauern nur wenige Minuten oder gar Sekunden – mit oft weitreichenden Folgen für die Patienten. In diesen kurzen Augen-Blicken ist eine ganzheitliche, leib-seelische Resonanzfähigkeit des Arztes genauso wichtig wie seine rational-kognitive Urteilskraft.

Mit musiktherapeutischen Seminaren zur Selbsterfahrung für Mediziner möchte ich auch in Heidelberg Anregungen dazu geben, wie man gemeinsam, in kurzer Zeit, aus einer Improvisation eine «gute Gestalt» entwickeln kann. Improvisation hat eine Sprengkraft: Sie vermag Mauern der Konvention, auch Starrheit und Blockierungen zu durchbrechen. Man kann dem persönlichen Innenleben im Augenblick eine (z. B. musikalische) Gestalt geben. *Improvisation und «gute Gestalt»*

Wir alle haben in unserer eigenen Kindheit die Fähigkeit, aus uns selbst herauszutreten, um an der Lebenswelt der anderen zu partizipieren, wie auch dann wieder zur eigenen Identität zurückzuschwingen, in erster Linie spielerisch entwickelt. Winnicott, der sich ja sehr mit der Bedeutung des Spielens für die Unterscheidung zwischen Selbst- und Gesamtwahrnehmung befaßte, behauptete, ein Therapeut, der nicht spielen könne, sei für die Therapie ungeeignet. Wir brauchen in den Krankenhäusern, Gesundheitszentren und Therapiepraxen mehr Platz für die spielerische Lebenslust der Therapeuten und aller weiterer Beteiligten. Es gilt, die Fähigkeit zu spielen zu kultivieren und mit der seriösen Wissenschaft produktiv in Kontakt zu bringen, statt sie aus der Arbeit auszugrenzen und damit ihr Potential für die professionelle Begegnungsfähigkeit ungenutzt zu lassen. Dieses Desiderat halte ich gerade in der heutigen hochtechnisierten Medizin für so wichtig, daß ich ihm meinen gesamten Beitrag widmen möchte.

Gelegentlich hört man den Vorwurf, es gebe in der heutigen Medizin zu viele Geräte und diese lenkten den Arzt vom persönlichen Umgang mit Patienten ab. Meine eigenen Theorien über Subjektivität sind aber gerade im Kontext intensiver Zusammenarbeit mit High-Tech-Medizinern entstanden [11], und ich möchte anhand einer Demonstration eigener Selbstversuche mit einem Flügel einige Etappen musiktherapeutischer Forschungsprozesse vorführen, die normalerweise nicht publiziert werden. Wirkungen, Nebenwirkungen und Wechselwirkungen von Zugangsmöglichkeiten zum menschlichen Herzen wurden bereis 1929 vom Chirurgen Werner Forßmann in Selbstversuchen erprobt. Ihm gelang mit einem selber durch die Venen eingeschobenen Herzkatheter der unmittelbare Einblick in das eigene Herz. Heute geht es um metaphorische Zugangsmöglichkeiten zum Herzen. Doch davon später mehr; zunächst zurück zu den Musen selbst.

In ihrem Buch «Und wer küßt mich, fragt die Muse» beklagt Olga Rinne [6], daß die Musen, anders als in der Antike, wo sie noch als Geschöpfe des Zeus und der Mnemosyne den Status von quasi-göttlichen Wesen der Künste und der Wissenschaften hatten, heutzutage auf zuarbeitende, lediglich unterstützende Funktionen für die Männerwelt reduziert werden. Ich setze mich dafür ein, daß die Männer in der wissenschaftlichen Medizin, die an der Universität eine Atmosphäre von hohem Leistungsdruck und Konkurrenz etabliert haben, wieder ein Stück zurücktreten sollten, um die Botschaften der Musen überhaupt wieder wahrnehmen zu können.

Dazu ist eine Haltung des empfangenden Offenseins, des Schauens und des hörenden Schweigens hilfreich: eine Haltung, die der Arbeitshaltung, also der Haltung angespannter Aktivität, nur bei vordergründiger Betrachtung entgegengesetzt zu sein scheint. Naturwissenschaft und mystische Welterfahrung können einander dann ergänzen, wenn wir wieder offener werden für die Botschaft der Unendlichkeit des Sternenhimmels und der Schönheit unserer Erde mit all ihren wunderbaren Geschöpfen. Ich möchte nun exemplarisch ganz konkret zeigen, wie dies auch dem Wissenschaftler möglich ist.

Eine erste Öffnung des Wissenschaftlers im Alltag für das, was die Musen mitzuteilen haben, kann so geschehen, daß man sich zusätzlich zu den exakten

Definitionen der Wissenschaftssprache zuhörend auch auf die Nebenbedeutungen unserer Wissenschaftsbegriffe einläßt, auf das, was es *noch* zu hören gibt, nämlich auf die emotionale Einfärbung von Vorstellungsinhalten, Metaphern und konnotativen Umfeldern.

Da die medizinischen Wissenschaften sich im Zusammenhang mit Krankheits- und Gesundheitslehren besonders gründlich mit Normwerten und mit Abweichungen von Normwerten befassen, möchte ich einige mögliche Beziehungen zwischen der Wissenschaft und den Musen exemplarisch um den Begriff der *Lebenskunst* herum entfalten, und hierbei möchte ich mich auf den Umgang mit Normen und Störungen konzentrieren [9].

Der Begriff «Lebenskunst» ist Ausdruck einer Idee, kaum operationalisierbar, er hat eine größere Weite, eine Tiefendimension und mehr Gehalt als viele gängige leichter operationalisierbare Fachbegriffe zum Umgang mit Normen und Störungen, wie Coping, Attribution, Einstellung, Abwehr. Der Begriff ist von mehr Menschen erschließbar, wenn es sich um Kommunikation zur Entscheidung und zur Sinnfindung bei existentiell wichtigen Grundsatzfragen geht. Er soll auf die Gestaltungskraft von Menschen hinweisen, eine Bewegkraft haben.

Hilfesuchende Menschen sollten in diesem Sinne nicht primär als Patienten, nämlich als passiv leidende Objekte von Krankheiten und professionellen Behandlungsstrategien angesehen werden, sondern als aktive Forscher zur eigenen Lebenskunst. Jeder Mensch ist ein Forscher, denn jeder Mensch sucht nach neuen Erkenntnissen. Die Unterschiede zwischen Laienforschern und professionell wissenschaftlichen Forschern sind lediglich gradueller Art. Unsere Resonanzfähigkeit gegenüber medizinischen Laien können wir verfeinern, indem wir uns den Metaphern öffnen. Dadurch gewinnen Begriffe einen zwischen «eigentlicher» und «uneigentlicher» Bedeutung oszillierenden Charakter. Diese Phänomene der Subjektivität sind durchaus auch der objektivierenden Forschung zugänglich [8].

Über alltagssprachliche konnotative Nebenbedeutungen und Metaphern von Störungen und Normen informiert das Synonymen-Lexikon oft besser als ein wissenschaftliches Lehrbuch. Zu den Konnotationen der *Störung* gehören nach dem Synonymen-Lexikon von Textor [7] Begriffe wie Unterbrechung, Aufenthalt, Ablenkung, Belästigung, Abhaltung, Behinderung, Verhinderung, Verzögerung, Erschwerung, Einmischung Intervention, Hemmung, Sabotage.

Synonym für einen *Störenfried* sind Begriffe wie Eindringling, Ruhestörer, Quälgeist, Plagegeist, eine Landplage, eine Nervensäge.

Störungsfrei sind Phänomene, die nach dem gleichen Synonymen-Lexikon auch mit folgenden konnotativen Begriffsfeld bezeichnet werden können:

1. Flach, eben, gleich, waagerecht, platt, gerade.
2. Blank, blinkend, strahlend, schimmernd, poliert, gewachst, gewichst, gebohnert, spiegelnd, glänzend, spiegelblank, lackiert, glasiert, geschliffen, geglänzt, rein, sauber, unbefleckt, fleckenlos.
3. Faltenlos, wie angegossen sitzend, passend, prall anliegend, unbehaart.
4. Quitt, ausgeglichen, in Ordnung, erledigt, abgerechnet, wettgemacht, bezahlt, getilgt, abgetan, los und ledig.

5. Angenehm, ohne Zwischenfälle, reibungslos, ohne Hindernisse, ungehindert, unbehindert, geschmiert, geölt, gefettet.
6. Glitschig, schleimig, rutschig, schlüpfrig, ölig, fettig, schmierig, speckig, seifig, glibberig,

Als Konnotationen und Metaphern der *Normalität* führt Textor im selben Synonymen-Lexikon auf:

1. Gewöhnlich, alltäglich, üblich, selbstverständlich, durchschnittlich, mittelmäßig, nicht aus dem Rahmen fallend.
2. Gesund, klar, vollsinnig, zurechnungsfähig, ordentlich, einfach, mit gesundem Menschenverstand, verständig.

Will man etwas *normalisieren,* so läßt man sich auf folgende Bedeutungsdimensionen ein:

1. Klären, Verständnis erleichtern, sich genauer ausdrücken, popularisieren, glätten, ebnen, vereinheitlichen, formalisieren, schematisieren, schablonisieren, typisieren, uniformieren, gleichmachen, gleichschalten, vermassen, über einen Kamm scheren.
2. Bagatellisieren, verkleinern, simplifizieren, unterbewerten, herabsetzen, schmälern, auf die leichte Achsel nehmen.
3. Banalisieren, verharmlosen, verflachen, breittreten, entstellen, den Geist austreiben, schablonisieren, verwässern.

Je nachdem, ob man Normen bzw. Störungen gestaltpsychologisch entweder als Figur oder als Hintergrund des jeweiligen Erlebens betrachtet, kann man (ebenso wie in der Gesetzgebung) den Normen den Vorrang vor den Störungen geben, oder aber mit Ruth Cohn feststellen: Störungen haben Vorrang [2].

Ich möchte nun über eine ganz persönliche spielerische Begegnung mit den Musen während meiner eigenen Kindheit berichten. Als ich dreizehn Jahre alt war, sah bei uns zu Hause die Weihnachtsfeier folgendermaßen aus:

Die Störung als Ausgangspunkt für Kreativität

Weihnachtsprogramm: Monika: Stille Nacht, zwei Strophen, Rolf: Stille Nacht, eine Strophe, Monika: Adagio, Chor aus Lucretia Borgia, Duett aus Figaros Hochzeit und eine Etüde und Alle Jahre wieder, eine Strophe. Rolf: Alle Jahre wieder, 2 Strophen, Oh du fröhliche, drei Strophen, vier Variationen über Ah! Vous dirai-je, Maman von Mozart. Und dann zum Schluß: Ihr Kinderlein kommet, gemeinsam zu singen.

Also, ich habe meinen Part dann am Klavier gespielt *(Tondemonstration),* fand das alles zwar schön, aber eigentlich ein bißchen zu glatt. Dann habe ich am nächsten Tag folgendes gemacht: Als meine Mutter sich im Wohnzimmer auf dem Sofa ausruhte, habe ich dieses Thema folgendermaßen gespielt: *(Tondemonstration: im letzten Ton ein schräges cis statt c, Reaktion der Mutter: Schmerz, Lachen, Rangeln).* Das war eine schöne Erfahrung: ich konnte meine Mutter richtig zum Stöhnen bringen, das paßte gut als Kontrapunkt zum Weihnachtsfest. Ich habe das dann immer wieder probiert, mit immer dem gleichen reizvollen Erlebnis persönlicher Macht über meine Mutter *(nochmalige Tondemonstration).*

In der medizinischen Wissenschaft, z. B. bei der Diagnostik und Therapie möglicher Abweichungen vom Normalzustand, setzen wir uns nun nicht nur mit der Dialektik von Normen und Störungen auseinander, sondern zusätzlich mit der *Normierbarkeit* von Störungen im Sinne einer Definierbarkeit, Numerierbarkeit und Katalogisierbarkeit. In diesem ärztlichen Kontext werden Störungen nicht einfach als ein Gegenpol von Normen betrachtet, sondern sie werden ihrerseits genormt, indem sie als Symptome definiert werden und einem eigens hierzu geschaffenen Klassifikationssystem unterworfen werden. Auch geht es um die Normierung von Behandlungsmöglichkeiten dieser Störungen in möglichst exakten Therapiestudien.

Die Normierung von Störungen und das Risiko der Entfremdung

Damit reklamieren die Fachleute eine Art Rechtsprechung im Sinne der Kategorie Richtigkeit oder Angemessenheit des Umgangs mit «normierten» Störungen. Dies ist zweifellos in vielen Bereichen der wissenschaftlichen Medizin sinnvoll. Es ergibt sich aber daraus das Risiko, daß Studienprotokolle für wichtiger gehalten werden als der Sinn und der Verstand des betreffenden Patienten. Im schlimmsten Falle werden Arzt-Patienten-Beziehungen bürokratisiert und der Arzt, der die modernen Klassifikationssysteme von Krankheiten anwendet, trägt in manchen Fällen aktiv zur Entfremdung bei, obwohl er dies wahrscheinlich gar nicht will.

Bevor ich nun exemplarisch auf Persönlichkeitsstörungen und auf die Beziehungen zwischen Schweregrad von Persönlichkeitsstörungen und Behandlungsbedürftigkeit eingehe, will ich deutlich machen, warum ich nicht aus vollem Herzen ein Freund von Kategorisierungs- und Katalogisierungsversuchen der Störungen des menschlichen Lebens bin.

Als Autor darf man sich ja schräge Töne, Frechheiten und völlig subjektive Gedanken erlauben, die man als Leser völlig unverbindlich goutieren kann, ohne ihnen zustimmen zu müssen, und ich verstecke mich zunächst noch hinter einer Glosse aus dem Deutschen Ärzteblatt vom 6. Juni 1994, S. 1, mit dem Titel «Die International Classification of Diseases (ICD): Helfer in jeder Lebenslage».

ICD als Glosse

«Damit bleibt nun eigentlich kein Diagnosewunsch mehr offen. So lassen sich die häufigen Diagnosen wie Mundgeruch (Diagnose-Nr. 784.9), Zähneknirschen (306.8), Kerbe der Nasenspitze (748.1) und Fissur des Ohrläppchens (744.2) problemlos beherrschen. (. . .)

Wie oft stand man bislang ratlos vor einem guillotinierten Patienten und suchte nach der ICD-Nummer. Nun ist sie da – E 978 – gerichtlich angeordnete Hinrichtung. (. . .)

Auch andere Mißgeschicke finden gebührende Beachtung: Stachel vom Stacheltier eingestoßen wird E 906.8. Niedergeschlagen beim Boxen wird E 917.0 und unbeabsichtigtes Erhängen zu E 913.8. (. . .)

Mit nur geringfügigem Mehraufwand lassen sich auch ungewöhnliche Abläufe problemlos kodieren. So bedeutet E 901.0.8 Erfrierung in der Wüste und E 950.4 Selbstmordversuch mit Antiplattwürmermittel. (. . .)

Doch neue Entwicklungen kommen bereits auf uns zu: In Kürze soll das fünfstellige Diagnoseverzeichnis in deutscher Sprache verfügbar sein, vermutlich ein Werk vom Umfang des Brockhaus. Ein solches Opus legt die Diagnose

319 nahe: nicht näher bezeichneter Schwachsinn. Vor dem definitiven Erscheinen beschränke ich mich jedoch auf die Vermutung, die Autoren seien vielleicht etwas zu heiß gebadet: E 873.5».

Um einige Anregungen zu einer solchen grundsätzlichen Distanzierung vom eigenen Bezugssystem der pathologieorientierten professionell-therapeutischen Denkwelt zu geben, die die Pforten der Wahrnehmung für die Botschaft der Musen versperren kann, möchte ich mein Thema in die von Denkschablonen der Sprachwelt völlig freie Welt der Musik transferieren. Stellen Sie sich bitte vor, die folgende Klangfigur in C-Dur repräsentiere die Normalität: *(Klangbeispiel: Ah! Vous dirai-je, Maman).*

Persönlichkeitsstörungen, dargestellt in der Sprache der Musik

Eine Persönlichkeit, die wir laut ICD-10 unter Katalognummer F 60.5 als «anankastisch» gestört kassifizieren, würde dieses Thema vielleicht etwa so inszenieren: *(Klangbeispiel: gleiches Thema, starr zum Metronom gespielt).*

Die Erscheinungsform einer rezidivierenden depressiven Störung, gegenwärtig schwere Episode, ohne psychotische Symptome im Sinne der Katalognummer F 33.2, würde vielleicht etwa so klingen: *(Klangbeispiel: gleiches Thema in h-Moll, nur Melodie ohne Begleitung, schwerfällig und stockend).*

Von der Normalität aus ist diese Inszenierung hier um eine kleine Sekunde nach unten transponiert, nämlich nach h-Moll. Bitte beachten Sie: die Beziehung zur Normalität, die ja in C-Dur steht, ist dissonant: *(Klangbeispiel: Kleine Sekunde c/h als Dissonanz).*

Eine gegenwärtig mittelgradige depressive Episode, Katalognummer F 33.1, hätte vielleicht etwa folgenden Klang: *(Klangbeispiel: h-Moll mit leisen Akkorden, etwas liedhafter, aber immer noch langsam und schwerfällig).*

Es hat sich hier bereits etwas konsolidiert, eine Gestalt ist gefunden worden. Eine rezidivierende depressive Störung, gegenwärtig remittiert, Katalognummer F 33.4, könnte sich vielleicht zu etwa folgender Klanggestalt konsolidieren: *(Klangbeispiel: d-Moll mit G-Dur, leichter, beherzter).*

Sie hören, es kommen jetzt sowohl Moll- als auch Dur-Klänge vor. Das war d-Moll und G-Dur. Oder, wenn einer seine Depression ganz künstlerisch auszudrücken in der Lage ist, könnte es vielleicht so klingen: *(Klangbeispiel: Mozart: Variationen auf das gleiche Thema in c-Moll und f-Moll).*

Eine emotional instabile Persönlichkeitsstörung vom impulsiven Typ, Katalognummer F 60.30, könnte etwa folgendermaßen klingen: *(Klangbeispiel: Ah! Vous dirai-je, Maman, ausufernd als Phantasie gestaltet, Variationen einschließlich Rock'n Roll, Unterbrechungen, Fragmentierung).*

Was Sie im letzten Klangbeispiel hörten, war natürlich zugleich eine Inszenierung von Fragmentierung seelischen Erlebens und seelischen Ausdrucks. Die multiple Persönlichkeit ließ grüßen. Das ausufernde raumgreifende Gehabe des Pianisten läßt allerdings auch an eine schwere narzißtische Persönlichkeitsstörung denken.

Variationen auf die Normalität

Das waren also einige Variationen auf C-Dur, auf die Normalität. Einige Musikwissenschaftler behaupten, daß C-Dur diejenige Tonart sei, welche besonders klar im Einklang mit kosmischen Harmonien, also mit Urformen letztgültiger Gestaltungskraft des Universums stehe. Was ist also mit den Abweichlern, denen in h-Moll, die das ganze C-Dur der Normalität, der

Harmonie, in Frage stellen? Ich komme also jetzt zur Therapie *(Einblendung: Tatütata eines Martinshorns)*.

Wir brauchen nicht die Rücktransposition der Abweichler in das C-Dur-System, sondern wir brauchen etwas ähnliches wie das Zwölftonsystem! Darin hat alles Platz, sowohl das C-Dur als auch die kleinen Sekunden und – siehe da! – sogar manche Kakophonie klingt jetzt eigentlich gar nicht so schlecht. Also noch einmal zur Erinnerung: das ist die Normalität in C-Dur: *(Klangbeispiel: C-Dur-Tonleiter)*. Abweichungen nicht prinzipiell normalisieren

Die Zwölftonleiter klingt demgegenüber viel differenzierter: *(Klangbeispiel: chromatische Tonleiter)*.

Darin ist alles vertreten. Und im orientalischen Musiksystem finden wir allein zwischen zwei Sekunden unseres abendländischen tonalen Systems nochmals eine Differenzierung um ungefähr neun einzelne Töne, die definierbar sind. Was manche deutsche Menschen, wenn sie türkische Musik hören, als «schräg» empfinden, ist Ausdruck eines differenzierteren tonalen Systems als des unsrigen, welches wir als «normal» gewohnt sind. Ich will jetzt nur das vereinfachte Zwölftonleitersystem, wie es auf dem Klavier möglich ist, spielen *(Klangbeispiel: chromatische Tonleiterfetzen am Klavier)*. Zwölftonsystem statt C-Dur

Da paßt alles hinein, da paßt das h-Moll hinein, das g-Moll, alles, sogar vieles Ungestaltetes. *(Klangbeispiel: Das Thema in C-Dur, dabei im Baß C und Cis als Ostinato, allmählich entfaltet sich eine chromatische Erweiterung. Ausführliche Improvisation mit chromatischen Gestaltungselementen, Anklängen der «Normalität» in C-Dur, Klangfetzen zum gleiche Thema in den verschiedensten chromatischen Tonbereichen, schrill, schräg, zart; Zeitdehnungen und Zeitraffungen)*.

Auf die Möglichkeiten der Integration von Dissonanzen in differenzierte Klangwelten möchte ich später noch einmal zurückkommen. Jetzt möchte ich noch etwas zu den vorigen Tonbeispielen der verschiedenen normierten Persönlichkeitsstörungen ausführen. Jede Person stand für einen Typus, als Rollenträger: anankastisch, depressiv, emotional instabil. Rollenträger

Im Gesamt des menschlichen Zusammenlebens ergibt sich nun natürlich dadurch, daß man mal eine anankastische, mal eine depressive, mal eine instabile Persönlichkeit zu hören und zu sehen bekommt, das Prinzip der Variation, der Variabilität, vergleichbar dem zoologischen und botanischen Prinzip der Artenvielfalt. Etwas nüchterner und zeitgemäßer könnte man von einer Arbeitsteilung zwischen Menschen sprechen. Das Gesamtkunstwerk Staat braucht anankastische Menschen, ohne die weder die Pünktlichkeit der Bundesbahn noch die Verläßlichkeit von Pharmaka mit geringer therapeutischer Breite gesichert wäre, es braucht auch depressive Menschen, die dem Machbarkeitsmythos und Fortschrittsoptimismus ein Gegengewicht bieten, also eine Bremserfunktion übernehmen, und erst recht emotional instabile Persönlichkeiten, für die ein gerüttelt Maß an Spontaneität und Unberechenbarkeit charakteristisch ist, die also ein Gegengewicht zur Gleichschaltung bedeuten. Und zu den Aufgaben der ärztlichen Kunst gehört es, dazu beizutragen, daß den Abweichlern von der Norm genügend Chancen gegeben werden. Der Mensch mit der Lippen-Kiefer-Gaumenspalte, der Bucklige, der Rollstuhlfahrer: wich- Kulturelle Vielfalt tige Provokationen, wenn es um die normativ wirkenden gesellschaftlichen Vorstellungen guten Aussehens geht und Touristen in einem Urlaubshotel, welches am Swimmingpool auch einer Gruppe von Behinderten Raum gab, wegen sogenannter «entgangener Urlaubsfreude» Schadensersatz beim Reiseveranstalter einklagen können.

Das schwarze Schaf: eine wichtige Infragestellung der die Dummheit fördernden Denkschablone, alle Schafe seien weiß. Der hysterische Schrei: eine Infragestellung des Schweigens. Der Bilanzselbstmord: eine Infragestellung und auch Antithese der allgemeinen Todesverdrängung und der Ideologie, der Tod müsse mit allen nur denkbaren Mitteln soweit wie möglich hinausgeschoben oder am besten ganz ausgeblendet oder gar ausgerottet werden.

Umwertung einer Körperbeschädigung zum Kunstwerk: Provokation des Fotomodells Matuschka

Anfang 1995 erregte ein Fotomodell in den USA weltweit Aufsehen, welches nach brustkrebsbedingter Mastektomie auf den Titelblättern verschiedenster internationaler Journale die Chance erhielt, offensiv mit der eigenen Beschädigung derart für ein Millionenpublikum zu posieren, daß der Körper *mit* der Beschädigung zu einem Kunstwerk deklariert wurde, an dem sich andere in ihrem Selbstwertgefühl tief getroffene und verletzt fühlende Frauen gänzlich neu orientieren können und insbesondere auch Männer in Richtung auf neue Betrachtungsmöglichkeiten provoziert werden. Eine schweizerische Zeitschrift druckte das gleiche Thema mit dem Titel: «Der Krebs hat ein Gesicht». Das Fotomodell posierte mit diesem beschädigten Körper. Dann gab es auch Plastiken und eine Ausstellung: «Take this Picture».

Ich habe solche Bilder mehrfach in diesem Sinne mit brustamputierten Krebspatientinnen gemeinsam angeschaut und unter dem Aspekt einer Neubesinnung auf ästhetische Vorstellungen von Intaktheit, Normalität und Unauffälligkeit analysiert.

Der Steppenwolf

In seinem Weltbestseller «Der Steppenwolf» schrieb Hermann Hesse im Jahre 1955 [4], eigentlich könne das Bürgerliche nicht gedeihen, doch es bleibe am Leben wegen der Outsiders, der Steppenwölfe. «In der Tat beruht die vitale Kraft des Bürgertums keineswegs auf den Eigenschaften seiner normalen Mitglieder, sondern auf denen der außerordentlich zahlreichen Outsiders, die es infolge der Verschwommenheit und Dehnbarkeit seiner Ideale mit zu umschließen vermag.»

Die Professionen der exakten Definitionen, Vermessung, Reparatur und Rehabilitation seelischer Störungen sind mir unter dem Aspekt interessant, daß es darum geht, den Steppenwolf nicht nur *in anderen* im Sinne von Objekten der akribischen Forschung, Diagnostik und Therapie als etwas zu Unterwerfendes oder zu Normalisierendes zu sehen, sondern ich wünsche mir, daß sich die wissenschaftlich arbeitenden Psychospezialisten innerhalb des Bürgertums, zu dem sie zweifellos gehören, dafür stark machen, daß in der Gesellschaft genug

«Wilde Naturen»

Raum bleibt und viel mehr Raum geschaffen wird für eine große Anzahl wilder Naturen. Und auch dazu, denke ich, kann man sich von Zeit zu Zeit durch die Musen verführen lassen.

So fand ich im Psychiatrischen Landeskrankenhaus Wiesloch am Anmeldeschalter ein eindeutig von den Musen inspiriertes Schild mit dem Hinweis: «Die ganze Welt ist ein Irrenhaus, und hier ist die Zentrale».

Es geht also um ein Dilemma. Einerseits ist die Einzelperson im Kontext des Gemeinwesens unter dem Aspekt der Anreicherung von Normalität mit Vielfalt zu betrachten. Andererseits sind viele Persönlichkeitsstörungen aber zugleich als Erstarrung und Fixierung für die einzelne Person wirklich auch ein sehr großes Problem, welches mit subjektivem Leiden verbunden ist. Betrachten wir eine Persönlichkeitsstörung unter dem Aspekt der Gewohnheitsbildung, so wird deutlich, daß bestimmte Personen in ihrer Entwicklung steckengeblieben sind. Eine Störung hat sich konsolidiert, verfestigt, die therapeutische Aufgabe besteht darin, die Variationsfähigkeit der Person neu zu beleben. Es geht mir im Grunde um folgende drei Therapieprinzipien, die sich aus der nicht sprachgebundenen, abstrakten (hier musikalisch inszenierten) Analyse der dialektischen Beziehungen zwischen Normen und Störungen ableiten lassen:

Die Reanimation der Variationsfähigkeit

1. das Prinzip der guten Gestalt,
2. das Prinzip der Improvisation und Variation, also der Eröffnung neuer Freiräume, und
3. das Prinzip der Weiterentwicklung.

Grundlage der guten Gestalt kann für den wissenschaftlich orientierten Arzt eben nicht einfach das C-Dur der vordergründigen Normalität sein, sondern es geht um das differenziertere Bezugssystem der chromatischen Zwölftonleiter. Variation ist der erste Schritt zur Kreativität, zur Erweiterung von Möglichkeiten der gesundenden, gerade aber auch der durch Krankheit oder Gebrechen eingeschränkten Persönlichkeit. Statt des C habe ich im allerersten Klangbeispiel das Cis gspielt. Das zeigt auch, daß die Variation eines vorgefundenen Musters der Normalität zuerst als Störung imponieren kann. Ob sich daraus eine gute neue Gestalt entwickeln wird, ist zunächst offen. Hierbei Hilfestellungen zu geben ist die Aufgabe der Therapeuten, die sowohl mit Harmonie als auch mit Dissonanzen kompositorisch umgehen können sollten, so daß Dissonanzen und sogar Kakophonien im komplexen Gesamtkunstwerk des Gemeinwesens abgefedert werden können.

Abfederung von Dissonanzen

Die Unterscheidung zwischen integrierbarer Dissonanz und schmerzender, unauflösbarer und vielleicht sogar bösartiger, gemeingefährlicher Kakophonie erfordert die Wahrnehmung größerer Zusammenhänge. Die Möglichkeit, «daneben» zu spielen, sollte als eine Fähigkeit erhalten bleiben, aber es ist wichtig, sich nicht von ihr bestimmen zu lassen. Dies ist ein Hauptanliegen der Psychotherapie der sogenannten Persönlichkeitsstörungen.

In der nicht-denksprachlichen musikalischen Dimension hat gerade die kleine Sekunde als Repräsentantin von Reibung und Vermittlung eine wichtige Bedeutung, zum Beispiel als Blue Note im Jazz.

Eine momentane Dissonanz kann also als ein mögliches Gestaltungselement im Hinblick auf den gesamten eigenen Lebensentwurf und auf die aktuelle Bedeutung der eigenen Person im jeweiligen sozialen Kontext erkennbar und genutzt werden. Hierzu sind die Musen als Vermittlerinnen gefragt. Sie können uns dazu anregen, offener zu werden für die Vielfalt der künstlerischen Plazierungsmöglichkeiten der einzelnen Mosaiksteine im stets fluktuierenden Gesamtmosaik des jeweiligen Gemeinwesens.

Die Dissonanz als Gestaltungselement

Um die Bedeutung der hierzu hilfreichen therapeutischen Resonanzfähigkeit noch deutlicher zu machen, will ich das Problem der Integration von Dissonanzen nun noch einmal auf eine andere Weise im Bereich der Klänge vorführen, und zwar anhand der Darstellung eines eigenen musiktherapeutischen Selbstversuchs.

Selbstversuche zur Nutzung von Dissonanzen

Während meiner Hamburger Zeit lebte ich vier Jahre lang in der Nähe des Universitätskrankenhauses Hamburg-Eppendorf, in der Curschmannstraße, in der es eigentlich sehr schön war, es aber oft passierte, daß Notarztwagen auf das Universitätskrankenhaus zurasten und manchmal gerade vor meiner Wohnung das Martinshorn einschalteten, so daß diese Störung meines Alltagsbefindens nicht langsam aus der Ferne herankam, sondern aus der völligen Stille heraus ganz plötzlich in meine Welt hereinschallte. Und ich entwickelte Schlafstörungen *(Einblendung: Demonstration eines lauten Martinshorns)* – das Martinshorn drang in dieser Lautstärke in meine Wohnung. Das hatte ich beim Abschluß des Mietvertrages nicht gewußt und nicht bemerkt.

Ich wußte nicht, was ich dagegen tun könnte. Ich fühlte mich von dieser Störung extrem stark irritiert, ich konnte nicht schlafen. Gerade nachts, wenn ich endlich Ruhe von der anstrengenden Klinikwelt haben sollte, befand ich mich in einer innerlich gespannten Grundhaltung – wann würde es wieder losgehen? Habe ich jetzt Ruhe oder geht es wieder los? *(Einblendung: Martinshorn)*.

Dann überlegte ich etwas konsequenter, was man dagegen tun könnte. Man könnte Doppelfenster einbauen, ausziehen – ich entwickelte eine Abneigung gegen das Universitätskrankenhaus, gegen das Martinshorn speziell, gegen Hamburg allgemein und hatte dann auch als Arzt allerlei drastische Phantasien.

Metaphorische Bedeutung des Martinshorns

Zum Beispiel: warum müssen überhaupt so viele Martinshörner in Aktion sein, warum passiert so viel Unglück im Straßenverkehr, warum gehen die Menschen so lieblos miteinander um, warum erleiden so viele Menschen einen Herzinfarkt, warum engagieren sich so wenige Ärzte für Präventivmaßnahmen? Die kurative Medizin hat immer Vorfahrt! Wir in der Medizinpsychologie mit unseren präventiven Konzeptionen haben viel weniger Macht und Geld gegenüber dieser Art von Durchsetzung der Reparaturmedizin. Das Ganze war mir also auch aus grundsätzlichen Überlegungen zur Theorie der Humanmedizin zuwider, und all das repräsentierte dieses Martinshorn. Außerdem stellte ich mir immer wieder ganz konkret – ich hatte während meiner Medizinalassistentenzeit auch in der Chirurgie gearbeitet – diese blutenden und wirklich ja auch ganz schrecklich entstellten Gesichter der weinenden und auch vor Schmerz schreienden Menschen vor.

Irgendwann wurde mir dann klar, daß es so nicht weitergehen konnte, ich mußte irgend etwas tun, um eine Zen-buddhistische Gelassenheit zu entwickeln. Nun bin ich aber leider kein Zen-Buddhist, und ich überlegte deshalb,

Die Grundhaltung der «Durchlässigkeit»

was ich in dieser Situation tun könnte. Und da entdeckte ich mit Hilfe der Musen, wie man eine Grundhaltung von Durchlässigkeit entwickelt, indem man übt, leichter zwischen verschiedenen Bewußtseinsebenen zu wechseln, zwischen Alltagswahrnehmung, Phantasie, Träumerei und spielerischem Sich-Verlieren.

Das Zwölftonsystem zur Anwendung zu bringen – mir gelang dies schließlich, indem ich mir *die Dissonanz zu eigen machte*, sie in Besitz nahm, statt sie innerlich zu bekämpfen. Das ging folgendermaßen durch Ausprobieren am Klavier in meiner Wohnung: *(Tonbeispiele am Klavier: Tatütata des Martinshorns in vielfältigen Variationen).*

Die Muse flüstert mir ein:

Der Kuß der Muse

Probiere es mit Zeitdehnung: langsam – schnell!

Die Muse sagt:

Spiele es rückwärts statt vorwärts!

Spiele es immer schneller – so daß man gar nicht mehr unterscheiden kann, ob es aufwärts oder abwärts geht. Das gleichzeitige Auf- und Abwärts ergibt eine geschlossene Form, eine Kreisbewegung, einen Dialog, zwei Seiten einer Sache gehen ineinander über.

Die Muse sagt:

Variiere die Lautstärke. Spüre Deine Kraft! Baue keinen Schallschutz um dich auf, sondern erstarke!

Probiere es in verschiedenen Oktaven!

Reichere es mit Trillern an!

Lass' dich damit gehen! Dissonanz ist ein Schutz vor Kitsch. Probiere es mit unterschiedlichen Rhythmen, erzeuge Spannung durch minimale Variation.

Versuche, es ins Lächerliche zu ziehen. Wenn es dir gelingen sollte, wenigstens einmal darüber zu lachen, bist du ein Stück weiter beim Versuch, deine Abwehr zu überwinden. Treffe Entscheidungen!

Die Quart leitet ein, wirkt auffordernd, viele Lieder beginnen mit dem Quartsprung auf den Grundton: «Allons, enfants de la patrie!»

Gib eine Antwort, statt nur selbstbezogen die eigenen Gefühle auszuagieren. Denke an das, was am Ende der Talfahrt ist.

Vielleicht liegt in dem Krankenwagen ein Mensch, der geliebt wird, um den gebetet wird? Vielleicht will der unüberhörbare Schmerz auch dir etwas sagen? Kannst du deine eigene Fähigkeit, zärtliche Gefühle zu haben, auch in diesem Zusammenhang erleben?

Ich mache mir klar, daß die Quart in vielen Liedern und Kompositionen vorkommt: Ich lasse das Tatütata in die «Träumerei» von Schumann übergehen . . .

Der Quartsprung, die Träumerei und der Blues

Der erste und wichtigste Wechsel in der Harmonik des Blues, einer besonders sinnlichen Musik, spielt sich von der ersten zur vierten Stufe, also der Quart ab, die auch im Tatütata vorkommt.

In der Blues-Musik drückten aus Afrika verschleppte Sklaven in Nordamerika ihr Lebensgefühl aus und blieben nicht nur Opfer *(Weiteres Klangbeispiel: langsame, leise Variationen des Quartsprunges des Martinshorns in f-Moll, Entdeckung der Zweistimmigkeit: dasselbe in e-Moll mit chromatischen Läufen).*

Die Entdeckung der zärtlichen Variationsmöglichkeit eröffnete mir einen wichtigen neuen Zugang zu Potentialen eigener Weiterentwicklung. Dazu möchte ich nun zum Schluß noch etwas sehr Persönliches sagen.

Im Kontext der allgemeinen Arbeitsüberlastung, Überfrachtung mit Aufgaben und Verzettelung war zu der betreffenden Zeit mein Hauptanliegen die Zentrierung. Wie finde ich meine wichtigsten Fähigkeiten heraus? Setze ich sie angemessen ein? Stehen sie im Zentrum meiner Lebenstätigkeit, meiner Arbeit?

In diesem Zusammenhang von wissenschaftlichen Aufgaben und der Anregung durch die Musen bedeutete die vorhin angedeutete Erfahrung eine Neuentdeckung meiner eigenen Liebesfähigkeit. Denn durch das Finden dieser zärtlichen, leisen Melodien, dieser völligen Veränderung und Verlangsamung des gehaßten Quartsprunges, konnte ich mich in die leidenden Menschen, die da in diesen Sanitätswagen transportiert wurden, endlich hineinversetzen, statt all das weiterhin als widerliche Belästigung meines Seelenfriedens bekämpfen zu müssen. Und das in der Ausgestaltung solcher zärtlicher Melodien als einen innersten Kern meiner eigenen Gestaltungskraft sinnlich zu entdecken, bedeutete für mich eine ganz wesentliche Bereicherung, die erst durch die heftige Störung meiner früheren Ruhe ausgelöst worden war.

Wenn ich derart persönlich werde, gehe ich natürlich ein gewisses Risiko ein, als exhibitionistisch aufzufallen. Auch besteht im Hinblick auf Einschätzungen der eigenen Liebesfähigkeit das Risiko der Fehlwahrnehmung. Ich erinnere nur an die legendäre Aussage des ehemaligen Staatssicherheitschefs der früheren Deutschen Demokratischen Republik, Egon Mielke: «Ich liebe euch doch alle».

Auch ist nicht einmal die Liebe frei von unerwünschten Nebenwirkungen, für die wir in der medizinischen Wissenschaft stets aufmerksam sind. Ich verweise auf meine Definition der Verliebtheit in einem Lehrbuch der medizinischen Psychologie [10]: «meist akut, manchmal auch chronisch auftretendes, fakultativ ansteckendes polymorphes psychovegetatives Syndrom, das mit Tachykardie, Diarrhoe, intermittierenden Schweißausbrüchen, Mydriasis der Pupillen, gesteigerter Erregbarkeit der Meißnerschen Tastrezeptoren der Epidermis, wechselnd stark erhöhtem Blutdruck bei gelegentlichem, anfallsweise auftretendem, anankastisch-haltschwachem Drang zu kurzfristiger Bettlägerigkeit, ferner mit Gedankenflüchtigkeit, aber auch starken Fixationen in den Vorstellungsinhalten, Konzentrationsschwäche sowie partiellen Depersonalisationserscheinungen einhergeht . . .»

So bin ich kurz vor dem Ende dieser Gedankenflüge über einige Beziehungsmöglichkeiten zwischen der Wissenschaft und den Musen bei der Kunst des Liebens angelangt.

Erich Fromm hat darauf aufmerksam gemacht, daß man die Kunst des Liebens dann am besten erlernen kann, wenn man sich vom Wunsch freimacht, geliebt werden zu wollen, und stattdessen die eigene *Fähigkeit zu lieben* zur Hauptsache erklärt. Die Liebe lebt in erster Linie vom *Geben* und nicht vom Empfangen [3].

Diese einfach klingende Erkenntnis kann nur schwerlich in einer randomisierten Doppelblindstudie mit multivariaten statistischen Methoden experimentell zustande kommen; sie kann nur gefunden, nicht entwickelt werden.

Für den schöpferischen Charakter, sagt Fromm, ist Geben der höchste Ausdruck von Kraft. Gerade in der Haltung des Gebens kann der Arzt seine

Kraft erleben, doch auch hier gibt es ein Risiko: das des Ausbrennens, des Verlustes der Ideale.

Natürlich kann nicht jeder Arzt jeden Patienten lieben. Die Medizin entwickelt sich zu einem hochspezialisierten Dienstleistungsgewerbe, in dem sachliche Fachkompetenz, rationales Entscheidungsverhalten und Exaktheit der wissenschaftlichen Methoden von höchster Bedeutung sind.

Nach meiner Einschätzung driften aber derzeit manche derjenigen Ärzte, die bevorzugt an wissenschaftlicher Exaktheit orientiert sind, und manche derjenigen, die sich genauer auf Gefühle, auf Subjektivität, auf Lebenskunst und Überlebenskunst einlassen, zu sehr auseinander. Wahrscheinlich deshalb versucht jeder zweite Krebspatient hinter dem Rücken seiner behandelnden Ärzte sein Glück auch bei einem Alternativtherapeuten.

Ich halte es für eine wichtige Aufgabe ärztlicher Hochschullehrer, den jungen Studierenden Anregungen zu geben, wissenschaftlich exaktes Denken zu erlernen und zusätzlich im sinnlichen Erleben des «wissenschaftlichen Eros» eine generelle Liebesfähigkeit zu kultivieren oder zumindest diese nicht zu verlieren. Wissenschaftlicher Eros

«Wenn der Mensch fähig sein soll zu lieben», so sagte Erich Fromm, «muß seine Entfaltung das höchste Ziel der Gesellschaft sein ... Wenn man von der Liebe spricht, ‹predigt› man nicht, und zwar aus dem einfachen Grund, weil man von dem tiefsten wirklichen Verlangen spricht, das in jedem menschlichen Wesen liegt ... Das Wesen der Liebe zu analysieren heißt festzustellen, daß sie heute nur selten erlebt wird; es heißt aber auch, die sozialen Bedingungen zu kritisieren, die dafür verantwortlich sind. Der Glaube an die Möglichkeit der Liebe als ein allgemeines und nicht nur ausnahmsweise individuelles Phänomen ist ein rationaler Glaube, der auf der Einsicht in das Wesen des Menschen beruht.» Liebe und Rationalität

Gerade die wissenschaftlich fundierte Heilkunst wäre eigentlich dazu prädestiniert, Kriterien für die Auswahl solcher Hochschullehrer vorzuschlagen, die sowohl die exakte Wissenschaft als auch den Kontakt mit diesen existentiellen geistig-seelischen Lebenskräften von Menschen zu pflegen in der Lage sind.

Allerdings entwickelt sich derzeit in der Universitätsmedizin bei Habilitationen und Berufungen eine einseitige und unerbittliche Orientierung der Auswahlverfahren an Maßzahlen des empirisch-wissenschaftlichen Outputs. Wer hier Karriere machen will, muß einen hohen «Impact-Faktor», wie es heute heißt, in der Scientific Community vorweisen. Hierbei handelt es sich wiederum um eine – nach meiner Ansicht – fragwürdige Normierungstendenz. Anhand eines Science Citation Index wird durch Zählen und Messen ermittelt, ob der Kandidat auch oft genug in solchen international renommierten Fachzeitschriften publiziert hat, die ihrerseits besonders oft im dominierenden angelsächsischen Sprachraum zitiert werden. Dies entspricht einem Denken in Kategorien von Einschaltquoten und mag in der naturwissenschaftlichen Grundlagenforschung sinnvoll sein; in der für Subjektivität und multikulturelle Vielfalt offenen psychotherapeutischen Medizin würde diese Normierungstendenz zu einer Zunahme von Entfremdung und Abwertung führen, wenn ihr nicht bald wieder Einhalt geboten wird. Impact-Faktor

Zugleich mit der wissenschaftlichen Leistung sollte auch die gelebte Verantwortung überprüft werden; sie zeigt sich in der Präsenz der Person des Hochschullehrers im vergänglichen Augenblick ebenso wie im überdauernden Werk des akademisch aktiven Arztes.

Am Ende des Lebens bleibt nichts festzuhalten, nichts zu zeigen, nur Spuren der Erfahrung und Erinnerung, die sehr irreal erscheinen können. Die Erfahrung des verklingenden Tones kann gerade im Zusammenhang mit gefährlichen Erkrankungen schmerzlich sein, ist jedoch eine Chance zur Auseinandersetzung mit Endlichkeit [5].

Es ging mir darum zu zeigen, daß die Erkenntnisse der Wissenschaft und die Botschaften der Musen kein Gegensatz sein müssen, sondern gleichermaßen wichtig sind, wenn es darum geht, der ärztlichen Heilkunst ein möglichst umfassendes Menschenbild zugrunde zu legen.

Literatur

1 Antonovsky A: Health, Stress and Coping. San Francisco, Jossey-Bass, 1979.
2 Cohn R: Von der Psychoanalyse zur themenzentrierten Interaktion. Stuttgart, Klett-Cotta, 1975.
3 Fromm E: Die Kunst des Liebens. Frankfurt, Ullstein, 1956.
4 Hesse H: Der Steppenwolf. Frankfurt, Suhrkamp, 1955.
5 Metzner S: Musiktherapie – Schritte zur Integration und Individuation in der Arbeit mit krebskranken Menschen. Diplomarbeit, Hochschule für Musik und darstellende Kunst, Hamburg, 1988.
6 Rinne O: Und wer küßt mich, fragt die Muse. Stuttgart, Kreuz, 1989.
7 Textor AM: Sag es treffender. Reinbek, Rowohlt, 1978.
8 Verres R: Krebs und Angst. Subjektive Theorien von Laien über Entstehung, Vorsorge, Früherkennung, Behandlung und die psychosozialen Folgen von Krebserkrankungen. Berlin, Springer, 1986.
9 Verres R: Die Kunst zu leben – Krebsrisiko und Psyche. München, Piper, 1991.
10 Verres R: Emotion; in Wilker FW, Bischoff C, Novak P (Hrsg): Medizinische Psychologie und Medizinische Soziologie. München, Urban & Schwarzenberg, 1994, pp 49–53.
11 Verres R, Klusmann D (Hrsg): Strahlende Medizin im Erleben der Patienten. Heidelberg, J. A. Barth, 1997.

Anmerkung: Eine Videoaufnahme mit den Live-Klavierdemonstrationen des Autors ist erhältlich unter dem Titel «Normen, Störungen und Lebenskunst» bei Medien und Lernsysteme, Bodo Gehrke, Dorfstraße 12, D-23730 Roge, Tel. 0 45 61-1 78 64.

Prof. Dr. med. Dipl. Psych. Rolf Verres, Abteilung Psychotherapie und Medizinische Psychologie der Universität Heidelberg, Bergheimer Straße 20, D-69115 Heidelberg (Deutschland)

Bartsch HH, Bengel J (Hrsg): Salutogenese in der Onkologie. Basel, Karger, 1997, pp 37–46

Gesundheit, Energie und Resonanz –
ein Konzept der lebendigen Wechselwirkung

Friedrich Cramer

Max-Planck-Institut für experimentelle Medizin, Göttingen

> ταυτο τ ενι ζων και τεθνηκοσ και εγρηγοροσ και
> καθευδον και νεον και γηραιον. ταδε γαρ μεταπεσοντα
> εκεινα εστι κακεινα παλιν μεταπεσοντα ταυτα.
>
> *Dasselbe ist: lebendig und tot, wach und schlafend, jung und*
> *alt. Denn dieses schlägt um in jenes, und jenes in dieses.*
>
> *Heraklit*, Fragment 88

Stabile Zyklen und labile Sprünge,
reversible und irreversible Zeit – etwas Chaostheorie

In den letzten Jahren haben sich – auch von der wissenschaftlichen Öffentlichkeit meist unbemerkt – einige grundlegende Paradigmenwechsel vollzogen, die damit zusammenhängen, daß die Physik als Leitwissenschaft der Naturwissenschaften allmählich abgelöst wird durch Biologie und Medizin. Das läßt sich, im weitesten Sinne, unter dem Stichwort Chaostheorie zusammenfassen. Aufsehenerregende Entdeckungen sind in den letzten Jahrzehnten gemacht worden; in der Mathematik in Zahlentheorie, Topologie, Fraktaler Geometrie; in der Kosmologie mit neuen Erkenntnissen über den Urknall oder die Schwarzen Löcher, in der Kernphysik durch die Entdeckung neuer Elementarteilchen und neuer Elemente; in der Biologie durch Entschlüsselung genetischer Mechanismen oder übergeordneter Steuer-Gene, die einen komplexen Organismus nach und nach planvoll aufzubauen gestatten, in der Medizin durch neue Erkenntnisse in der Krebs- und Virusforschung oder der Immunologie. Auch Archäologie, Anthropologie, Ethnologie, Kunstgeschichte, Soziologie, Linguistik, Geologie, Ozeanographie oder Paläontologie sind völlig neue, lebendige Wissenschaftszweige geworden.

Aber weit bedeutender als diese neuen Erkenntnisse der Einzelwissenschaften erscheinen mir die neuen, nachklassischen wissenschaftlichen Grundkonzepte.

Die Änderung der Grundkonzepte, der Paradigmenwechsel, begann im Anschluß an Plancks Quantentheorie mit der Heisenbergschen Unschärferelation und der Kopenhagener Deutung der Quantentheorie. Die Quantenunschärfe konnte man eine Zeitlang für ein Sonderphänomen der Teilchenphysik, der Mikrowelt halten, das sich in der Makrowelt der schier unendlich großen Populationen von Molekülen, Makromolekülen oder Lebewesen herausmittelte. Aber dann kam die Chaostheorie! Damit war die Unschärfe, die Grenze der Prognostizierbarkeit, plötzlich auch in die makroskopische, in unsere Welt verlegt [2].

Wissenschaftliche Konzepte oder ganz allgemein Konzepte der Weltdeutung, Theorien über den Verlauf des Weltgeschehen setzen immer eine bestimmte Auffassung oder Definition von Zeit voraus, denn jedes Geschehen materieller, physischer, psychischer, religiöser, politischer, wirtschaftlicher oder geistiger Art ist ja eine Veränderung in der Zeit. Die Zeit der Physik und der Technik ist gleichförmig und absolut, das heißt sie ist unbeeinflußbar, ist von den sich bewegenden Gegenständen abgelöst (lat. ab-solutus), und vor allem: sie ist wiederholbar; ein Experiment, eine Flugbahn, eine Maschinenkonstruktion, ein Auto, ein Computer müssen reproduzierbar, müssen sicher sein. Die Zeit der klassischen Physik ist reversibel. Ich habe sie t_r genannt [3]. So hat sie Newton definiert und damit die Physik, die exakten Naturwissenschaften begründet. Die eigentliche Großtat von Newton war eine neue Definition der Zeit. Die berühmten Bewegungs- und Gravitationsgesetze folgten dann daraus automatisch. Freilich war diese Exaktheit der Reversibilität auch mit Nachteilen erkauft: Die Welt der klassischen Wissenschaften ist starr. Sie kann zwar alles erklären, so wie es ist und wie wir es vorfinden, aber daß und warum Neues entsteht, vermag sie nicht zu sagen. Sie erklärt Strukturen und Zustände, aber niemals Wachstum und Evolutionen. Sie erklärt Festkörper, Gase und Flüssigkeiten, aber sie erklärt keine Flüsse. Denn Flüsse sind irreversibel, sie fließen immer bergab, niemals bergauf. Der Umbruch, der Zusammenbruch des Newtonschen Zeitkonzeptes begann folgerichtig, als man Mitte des vorigen Jahrhunderts Energieflüsse, Wärmeströme zu verstehen versuchte. Das führte zum 2. Hauptsatz, zum Entropiebegriff, der den Zeitpfeil, die irreversible Zeit begründete, die ich t_i genannt habe [3]. Im «Zeitbaum» sind die beiden Zeitmodi t_r und t_i zueinander in Beziehung gesetzt, sie bilden ein Zeitgetriebe, das sowohl die Stabilität der Strukturen, des Seienden, t_r, als auch die Veränderungen, die Evolution der Welt, t_i, erklärt.

Im «Zeitbaum» [3] habe ich nachgewiesen, daß alle *stabilen Strukturen Zeitkreise*, harmonische Schwingungen, Oszillationen, Sinus-Schwingungen, regelhafte und reversible Zeitfolgen sind, ob es nun das Atom mit seinen Eigen*frequenzen*, der Blut*kreis*lauf, die weibliche Monats*regel*, die Jahres*zeiten*, die Mond*phasen*, die Grüne *Welle* der Verkehrsampeln, der Zitronensäure-*Zyklus* des Zellstoffwechsels, der 24-Stunden-*Rhythmus* unserer Körpertemperatur oder die *periodischen* Hirnströme sind. Zyklizität und harmonische Schwingungen begründen Struktur, *reversible Zeit, t_r, ist Struktur*, ist das *Seiende*. Zeit *ist* Sein und Sein *ist* Zeit [4].

Aus diesem Sachverhalt ergibt sich eine völlig neue Sichtweise über die Zusammenhänge in dieser komplexen Welt: Schwingende Systeme können unter geeigneten Bedingungen miteinander in Resonanz treten. Jeder kennt das:

Wenn man am Klavier bei getretenem Pedal einen einzelnen Ton anschlägt, summt bald die Oktave mit, dann die Quint, die Terz, usw., und schließlich brummelt das ganze Klavier; Resonanz ermöglicht Ganzheit. Das ist kein Spezialfall der Musik oder Akustik, es gilt für alle schwingenden Systeme: Atome, Moleküle, Organe, Organismen, Personen. Resonanz

Wissenschaft geht seit Descartes analytisch, zerlegend, anatomisch vor, und das mit gutem Grund, anders kann man die Elemente komplexer Strukturen nicht auflösen und verstehen. Aber dabei geht die Ganzheit verloren! Wenn man wissenschaftlich und medizinisch die Frage stellt: «Was ist Leben?», so kann man im letzten nicht zergliedernd-anatomisch vorgehen, sonst zerstört man das Lebendige, nach dem man ja gerade fragt. Resonanz ist nun der Mechanismus, um Ganzheit herzustellen, um komplexe, in sich rückgekoppelte Strukturen zu verstehen, denn diese halten ja durch Resonanz zusammen. Voraussetzung ist allerdings, daß die einzelnen Komponenten des Systems schwingen oder zumindest schwingungsfähig sind. Im «Zeitbaum» hatte ich gezeigt, daß fast alles, jedenfalls alles im weitesten Sinne Lebendige, Schwingung, Welle, ist. Im Grunde nehme ich damit nur den für die Quantenmechanik schon seit 70 Jahren selbstverständlich gewordenen Korpuskel-Welle-Dualismus ernst, daß nämlich ein Ding gleichzeitig Welle und Teilchen sein kann. Das gilt eben nicht nur für Atome und Elektronen, sondern auch für die makroskopische Welt, für Kreisläufe des Lebens, für Ökosysteme, für unsere Wechselwirkung mit der materiellen, geistigen und emotionalen Welt, und je nachdem, wie wir diesem Ding begegnen, stoßen wir uns daran oder schwingen mit ihm, begegnen ihm als Körper oder als Welle. Ganzheit

Das Lebendige hat ein Element des Spielerischen, seine Dynamik ist nur scheinbar zielgerichtet, Leben verläuft über Verzweigungen, Bifurkationen, Bäume. Was für die Physik die Bahn ist (Flugbahn, Planetenbahn, Bahn im Teilchenbeschleuniger), ist im Bereich des Lebendigen der Baum (Evolutionsbaum, ontogenetischer Stammbaum, Baum im Wald) [3]. Die Bewegung des Lebendigen geht an bestimmten kritischen Punkten durch chaotische Bifurkationen, es wird gewissermaßen gewürfelt, welcher Weg eingeschlagen werden soll, z. B. bei der Mutation. Dennoch gibt es in diesem Spiel feste Regeln. Darüber haben vor zwanzig Jahren meine Göttinger Kollegen Manfred Eigen und Ruthild Winkler ein grundlegendes Buch geschrieben [5]. Evolution und Spiel

Kann es totale Gesundheit geben? Das Prinzip Resonanz

Was ist ein gesunder Organismus? Heißt Gesundheit, totale Gesundheit, daß der Mensch nie krank wird, daß er ewig lebt?

Das Lebendige ist durch Evolution entstanden. Evolution heißt Weiterentwicklung, Vervollkommnung, Erlangen von zusätzlichen Fähigkeiten, Ausdifferenzierung, immer höhere Komplexität, immer stärkere Verfeinerung und Verästelung. Das bedeutet auch: das Lebendige wird immer komplexer, es entfernt sich immer weiter vom thermodynamischen Gleichgewicht, es bewegt sich auf höchstem Energieniveau, es wird immer störanfälliger: Leben ist eine Komplexität

Gratwanderung [2]. In das Lebendige sind irreversible Elemente eingebaut, so daß das Leben als Ganzes irreversibel wird. Es gibt kein ewiges Leben des Lebendigen und kein ewiges Leben für das Individuum. Evolution könnte auch mit «ewig lebenden» Organismen gar nicht funktionieren oder voranschreiten. Die Veränderungen, die Verbessserungen, die «neuen Erfindungen» werden ja durch Generationsfolgen bewirkt. Es ist gar nicht denkbar, daß eine neue, vorteilhafte Eigenschaft in einem statischen lebendigen System sich entwickeln könnte. Die größte Erfindung der Evolution, die sexuelle Vermehrung, die ja in allen höheren Lebewesen die Kombination neuer Erbeigenschaften ermöglicht, ist nur in einer Generationenfolge denkbar, und Generation heißt, daß die alte Generation stirbt, und eine neue entsteht. Leben und Tod gehören zusammen,

sie sind ein untrennbares Paar, sie stehen in der Populationsdynamik der Evolution in einem Resonanzverhältnis (z. B. nach dem Verhulstschen Gesetz) [6], sie sollten im individuellen menschlichen Leben auch in einem kreativen Spannungsverhältnis stehen. Tod ermöglicht das Leben und das Leben ermöglicht den Tod. Von einem solchen Verständnis des Alterns und Sterbens sind wir in unserer modernen Gesellschaft weit entfernt. Mit dem Beginn des wissenschaftlichen Zeitalters, mit der Enführung der reversiblen Zeit durch Newton, hat sich, zumindest in der westlichen Welt, ein reversibles Lebensgefühl durchgesetzt, in dem Altern und Tod keinen Platz haben. Physik und Technik sind reproduzierbar und müssen reparierbar sein, im Gegensatz dazu ist aber jedes Lebewesen einmalig und kann nicht «repariert» werden. Und das heißt auch: Es muß sterben. Leben ist ein Prozeß, der nicht auf halbem Wege angehalten werden kann, ohne daß das ganze Netzwerk zusammenbricht. Leben kann man nicht ins Museum stellen. Aber tatsächlich ist die psychische Einstellung der meisten Menschen heute konservierend museal; das gründet in unserem falschen Glauben an die Reversibilität der Zeit; die groteskeste Verirrung ist da vielleicht das Einfrieren Todkranker, wie es gelegentlich in den USA praktiziert wird. Leben geht weiter, und es kann nur weitergehen über und durch den Tod. Insofern sind Naturschutzgebiete, Nationalparks, Schutz bedrohter Arten faule Kompromisse mit einer vielleicht schon agonalen Natur. Natur als Museum heißt, das Ende der Natur akzeptieren. Was an der Natur bewahrt und erhalten werden muß, ist ihre evolutionäre Anpassungsfähigkeit, ihre Fähigkeit, sich selbst zu verjüngen, und dazu braucht es den Generationswechsel, dazu gehören Leben und Sterben [7]. Das gleiche gilt für den menschlichen Organismus, der sich auf seiner Gratwanderung ständig selbst repariert. Ein gutes Beispiel ist die DNS- oder die Proteinsynthese. Letztere wird mit Hilfe eines kostspieligen Reparaturprozesses einigermaßen fehlerfrei durchgeführt [8a, 8b]. Aber eine unendliche Genauigkeit gibt es nicht, dafür wären die Kosten nämlich auch unendlich, sie steigen exponentiell, etwa nach folgendem Muster: 90%ige Genauigkeit kostet 1,– DM, 91%ige 10,–, 92%ige 100,–, 93%ige 1000,–, 94%ige 10000,–, 96%ige 1 Mio. DM und 99%ige 1 Milliarde DM. Die Natur müßte für «ewiges Leben», das gar nicht im Sinne ihres dynamischen Systems ist, einen so hohen Preis zahlen, daß das Leben sich selbst abwürgen, unter der eigenen Schuldenlast zusammenbrechen würde. Leben und Tod stehen in einem die Welt des Lebendigen erhaltenden Resonanzverhältnis. Der Arzt darf sich nicht als Leiter einer Kundendienstwerkstatt für den menschlichen Organismus verstehen, er sollte vielmehr den Patienten (d. h. den leidenden Menschen) begleiten auf seinem schwierigen Wege, manchmal leidvoll, oft reich an kleinen oder großen Freuden, und ihm helfen, ein menschenwürdiges Leben zu führen, beide, Arzt und Patient, in dem Bewußtsein, daß sich das Leben irreversibel zwischen Geburt und Tod abspielt, als unermeßlich reiches, offenes, einmaliges Spiel [1].

Ein Organismus ist aus unzähligen Biorhythmen mit bestimmten Eigenfrequenzen zusammengesetzt, die, damit der Organismus funktioniert, damit er gesund ist, miteinander in Resonanz stehen müssen. Man kann schätzen, daß es allein im Bereich des Metabolismus mehr als 2000 solche geregelten biochemischen Kreisläufe gibt, angefangen vom Zitratzyklus, der den Organismus durch Glukoseabbau mit Energie versorgt (und damit zu seiner Gratwanderung befähigt) bis hin zum Stoffwechsel der Transmitter, der eine koordinierende Leistung des Nervensystems ermöglicht. Alle diese vielen tausend Kreisläufe haben eine unter gegebenen Bedingungen definierte Eigenfrequenz, die moduliert werden und mit anderen Zyklen in Resonanz treten kann, ja muß, wenn der Organismus funktionieren soll. In einem gesunden Organismus geschieht das reibungslos, ohne größere Dissonanzen und daher unbemerkt. Wer weiß schon, daß der Mensch täglich sein eigenes Körpergewicht umsetzt in der zyklischen Reaktion

$$ATP \rightleftharpoons ADP + P + 30{,}5 \text{ kJ/mol} \quad \text{bzw.} \quad +7{,}3 \text{ kcal/mol} \quad (70 \text{ kg pro Tag}),$$

eine der Reaktionen, die uns die energetische Gratwanderung des Lebens gestatten. Diese Reaktion ist der Energielieferungsprozeß bei jeder Muskelkontraktion, z. B. auch des Herzmuskels. Und die sinnvoll koordinierte Kontraktion der einzelnen Teile dieses komplizierten Muskelsystems wird durch ein weitgehend autonomes Reizleitungssystem bewirkt, welches die Resonanz der einzelnen Kammerkontraktionen herstellt. Viele der Herzkrankheiten sind in diesem Sinne Resonanzstörungen. Und der regelmäßige Puls ist sozusagen nur der tiefste Unterton (die langsamste Schwingung, ca. 1 Hz), der durch Resonanz aus einer Fülle von Prozessen mit definierten Eigenfrequenzen resultiert.

Oder nehmen wir das einfache Beispiel einer Darmstörung (die im übrigen viele Ursachen haben kann und unter diesem Begriff keine eindeutige Diagnose ist): Durch eine Infektion oder auch durch psychische Ursachen wird die koordinierte Resonanz der Ausschüttung der Verdauungssäfte aus den verschiedenen sekretorischen Drüsen unkoordiniert verlaufen, außer Resonanz geraten. Dadurch wird die sonst regelmäßige, rhythmische Peristaltik des Darmes beschleunigt, was man gemeinhin Durchfall nennt, der Magen-Darm-Trakt entleert sich übermäßig, der Körper verliert Flüssigkeit. Die Folge ist eine Kreislaufbelastung, der Blutdruck kann so stark sinken, daß dem Kranken «schwarz vor Augen» wird. Das vegetative Nervensystem des Vagus wird stark gereizt, so daß Schweißausbruch und Erbrechen eintreten; all das geschieht durch Unterbrechen von Resonanzen.

Die Morphogenese, die Gestaltbildung höherer Lebewesen, ist heute eines der aktuellsten Themen biomedizinischer Forschung. Und sie ist auch medizi-

---

nisch höchst relevant: ist doch das gestörte, ungeregelte Zellwachstum beim Menschen eine der gefährlichsten Krankheiten, der Krebs. Malignes Wachstum im Gegensatz zum normal gesteuerten Wachstum besteht ja gerade darin, daß bestimmte Zellgruppen sich nicht in den raum-zeitlichen Zusammenhang einordnen, sich zeitlich abkoppeln und dadurch den Gesamtorganismus tödlich schädigen. Man könnte den Krebs auch als Dissonanz des morphogenetischen Systems der Zellteilung bezeichnen. Die Zellteilung ist genetisch reguliert. Man kann einzelne Zellen in Kulturflüssigkeiten wachsen und sich teilen lassen, dann teilt sich eine typische Säugetierzelle etwa alle 24 Stunden. Die Teilungen sind dabei in der Regel weitgehend synchronisiert [9].

Die normale Zellteilung zeigt das Phänomen der Kontaktinhibierung; wenn es den Zellen zu eng wird, hören sie auf zu wachsen. Normale Zellen bilden in Zellkultur deshalb nur eine einzige Wachstumsschicht aus. Das ist anders bei Tumorzellen, diese inhibieren sich bei Berührung nicht, sie wachsen in Zellkultur in Haufen und Klumpen und sind im ganzen viel vitaler. Sie sind nicht rückgekoppelt, sie nehmen keine Rücksicht, sie sind nicht in Resonanz, sie sind dissonant. Mit einigen Viren kann man in tierischem Gewebe die Zellen vom normalen Typus in den Tumortypus transformieren (SV40- und Polyoma-Virus). Das hat zu gewissen Einsichten in den Mechanismus der Krebsentstehung geführt. Wahrscheinlich entsteht der Krebs durch eine Mutation in den die Zellteilung regulierenden Genen. Die geregelte Zellteilung wird von ca. 50 Genen kontrolliert, die für eine eventuelle Krebsentstehung in Frage kommen könnten. Solche Mutationen sind reguläre und regelmäßige und unabwendbare Ereignisse, denn die Mutationsrate der DNS ist im wesentlichen durch die Ablesegenauigkeit des Doppelstranges bei der Zellteilung bedingt, d. h., es treten auch im gesunden Organismus ständig eine gewisse Anzahl von transformierten, d. h. potentiellen Krebszellen auf. Ich habe das zahlenmäßig an anderer Stelle abgeschätzt [10]. Im gesunden Organismus entstehen überschlagsmäßig 140–1400 Krebszellen pro Jahr oder etwa eine Krebszelle pro Tag. Die maligne Transformation einer Zelle muß aber nicht unbedingt zum Manifestwerden eines Tumors führen, denn das Resonanzsystem des Organismus kann diejenigen Teilen seines Systems, die «außer Tritt» geraten, wieder den Gleichtakt beibringen (induzierte Resonanz). Das leistet in diesem Falle das Immunsystem, welches fremde Zellen beseitigt; und die Tumorzellen sind ja dadurch, daß sie sich aus dem synchronisierten Zellverband gelöst haben, fremd geworden. Mit einer gewissen Menge umherstreunender Tumorzellen kann ein gesunder Organismus fertig werden, und solche inneren Entartungen sind unvermeidlich. Leben ist eine Gratwanderung, es geht durch labile Zustände, die immer wieder ausreguliert werden müssen. Und regulieren läßt sich am besten durch Resonanz.

Das größere Problem bei der Tumorbildung ist die Metastasierung, die auf der Fähigkeit der Tumorzelle beruht, Metastasen zu bilden, d. h., sich in anderem Gewebe einzunisten und dort weiterzuwachsen. Typisch für Tumorzellen ist die fehlende Kontaktinhibierung. Wie gelingt es den Tumorzellen, aus dem Primärtumor herauszuschlüpfen, und wie können sie «in fremdem» Gewebe vor Anker gehen? Wenn man das genau wüßte, könnte man vielleicht in

den Metastasierungsmechanismus eingreifen und die Metastasierung blockieren. Metastasierung ist ein Problem der Zelladhäsion und somit in gewisser Metastasen
Weise ähnlich dem, was bei der Morphogenese geschieht, nur daß bei der
Morphogenese alles geregelt und unter Kontrolle ist, während bei der Tumor-
metastasierung Zellen unkontrolliert und auch unerwünscht in Wechselwirkung
treten. Tatsächlich sind auf der Oberfläche der Tumorzellen andere Zelladhäsi-
onsmoleküle, andere Lektine vorhanden. Die Tumorzelle unterscheidet sich in
ihren Oberflächeneigenschaften wesentlich von der normalen Zelle [11 a–11 c].
Auf diesem Gebiet haben wir mit Gerd Nagel, noch in dessen Göttinger Zeit,
eine höchst erfolgreiche wissenschaftliche Zusammenarbeit pflegen können
[12] – auch ein Beispiel von Resonanz. M. Zöller konnte kürzlich zeigen, daß
das Zell-Adhäsions-Molekül CD44 eine wichtige Rolle bei der Metastasierung
spielt [13].

Das Manifestwerden von Tumoren ist offenbar eine Kombination von mindestens zwei dissonanten Störungen: eine ungeregelte Zellteilung und eine
Änderung der Zelloberfläche.

Die Diskussion von psychischen Erkrankungen als Störung von Resonanz-
phänomenen kann hier nur ganz kurz gestreift werden. Es ist auffällig, daß die
manisch-depressive Störung sich als regelmäßiger Zyklus zeigt. Diese Krank- Teufelskreise
heit scheint eine Störung des Erkrankten im Umgang mit der Zeit, auch mit
seiner Zeit zu sein. Depressive leiden so sehr, daß sie unfähig sind, im eigentlichen Sinne zu trauern, d. h. nach durchstandener Trauerarbeit zu vergessen.
Sie kreisen psychisch und oft auch physisch immer wieder um dasselbe alte
Problem, häufig ohne sich das in ihrem Bewußtsein klarzumachen [14]. Die
Depression ist ein Leiden unter der Herrschaft der Zeit [15]. Sie ist die
Unfähigkeit, die Resonanz mit den ständig neu erscheinenden Strukturen und
Personen im eigenen evolutiven Leben und in den wechselnden Kontakten mit
anderen herzustellen. Anstelle dieser stets notwendigen und stets flexibel zu
haltenden Resonanzmöglichkeiten kreist der Kranke in einem Teufelskreis mit
dem Zeitmodus t_r um sich selber und erzeugt den manisch-depressiven Rhythmus.

Altern und Sterben sind keine vermeidbaren oder heilbaren «Krankheiten»,
sondern Lebensschicksal alles Lebendigen. Die Resonanzen in einem dynamischen System mit irreversiblen Anteilen ebben allmählich ab und verklingen.
Es ist fast so wie in Haydns Abschiedssymphonie: Ein Spieler nach dem Altern und Sterben
anderen läßt sein Instrument verstummen, zunächst klingt alles noch ganz
normal, dann dünner und dünner, bis schließlich nur noch der erste Geiger ein
kurzes Solo spielt und dann sein Licht ausbläst. Das Orchester des Organismus
ist viel stärker rückgekoppelt, die Musik kann nicht mehr weiterspielen, wenn
vielleicht ein Drittel der Musiker verschwunden ist. Für manche Organe beginnt
das Altern bereits mit der Pubertät. Die Fähigkeit, höchste Töne zu hören, nimmt
vom 14. Lebensjahr an kontinuierlich ab. Hochleistungssport kann man nur bis
zum 30. Lebensjahr betreiben. Die Linse des menschlichen Auges wird ab dem
46. Lebensjahr starr (Altersweitsichtigkeit). Es gibt offenbar ein genetisch
festgelegtes Programm, nach dem der Mensch entsprechend dem 90. Psalm Lebensalter
siebzig Jahre, und, wenn's hoch kommt, achtzig Jahre alt wird. Heute sind es

achtzig bis hundert Jahre. Man kann davon ausgehen, daß noch nie ein Mensch älter als 117 Jahre geworden ist. Mit Hilfe der modernen Medizin kann dieses Alter nicht sehr erheblich verlängert werden. Was dagegen die moderne Medizin erreicht hat, ist, daß mehr Menschen dieses hohe Alter tatsächlich erreichen. Im Jahre 1960 gab es in Deutschland 300 Hundertjährige, 1970 800, 1980 2200 und 1990 4500 Hundertjährige [16].

Biochemisches Altern

Die biochemischen Mechanismen des Alterns habe ich an anderer Stelle diskutiert [2]. Eine begründete Annahme für das unvermeidbare Altern ist die hohe Fehlerrate in der Proteinbiosynthese, die im rückgekoppelten System schließlich zu einer Fehlerkatastrophe führt [8]. Eine andere Hypothese ist die, daß die Reparaturfähigkeit des Organismus für Fehler in der DNS im Alter abnimmt, was zu Mutationen führt [17].

Netzwerke

Leben, Formbildung, Schöpferkraft beruhen auf dem harmonischen Zusammenschwingen in einem unglaublich komplexen Netzwerk von Resonanzen. Bis zu einer meist ungewissen Grenze können beim Ausfall eines Schwingkreises andere helfend zugeschaltet werden: Das Leben kann sich zu einem gewissen Grade selbst reparieren; das Lebendige hat eine Chaos-Vermeidungs-Strategie entwickelt. Das gilt für Individuen, Arten und ganze Ökosysteme. In dieser evolutiven Welt, in der nichts wieder exakt zum Ausgangspunkt zurückkehren kann, auch kein noch so harmonischer Schwingkreis, muß das Lebewesen irgendwann an einen Schwellenwert seiner Existenz gelangen, an welchem sich alle Schwingungen entkoppeln. Leben ist der wunderbarerweise aufgeschobene Tod.

Der Mensch ist das einzige Wesen dieser Schöpfung, das um seinen Tod weiß. Alle Hochkulturen sehen im Bereitsein für den Tod, im Toten- und Ahnenkult, in der Verehrung für das Alter das Zentrum ihrer kulturellen und religiösen Aufgaben. Man kann es geradezu als ein Projekt der Moderne bezeichnen, den Tod vergessen zu machen [18]. «Sterben tun immer nur die anderen», sagt Thomas Mann im Zauberberg. Ärzte und Kliniken technisieren das Sterben immer mehr und machen es zunehmend kälter und unpersönlicher, und die Verwandten sind hilflos, weil sie von den Medien zwar mehr und mehr an das Killen gewöhnt werden, das Sterben als Ziel eines gut gelebten Lebens aber von ihnen ferngehalten wird.

Geborenwerden und Sterben sind diejenigen Ereignisse in unserem Leben, in denen unser Naturbezug am stärksten wird. Hier stoßen die Bedingungen des Seins und des Nichtseins in der stärksten Resonanzschwingung zusammen. Im Tode vereinigt sich die Kreatur mit dem stummen Vorrat der vollen Natur, der unsäglich groß ist und über alle Zeit und über alle Zahl hinaus besteht. Das will Rilke mit seinem Gedicht sagen [19]. Der Mensch als einziges bewußtes Wesen ist in der Lage, allem Abschied voraus zu sein.

Die Sonette an Orpheus XIII

Sei allem Abschied voran, als wäre er hinter
dir, wie der Winter, der eben geht.
Denn unter Wintern ist einer so endlos Winter,
daß, überwinternd, dein Herz überhaupt übersteht.

Sei immer tot in Eurydike –, singender steige,
preisender steige zurück in den reinen Bezug.
Hier, unter Schwindenden, sei, im Reiche der Neige,
sei ein klingendes Glas, das sich im Klang schon zerschlug.

Sei – und wisse zugleich des Nicht-Seins Bedingung,
den unendlichen Grund deiner innigen Schwingung,
daß du sie völlig vollziehst dieses einzige Mal.

Zu dem gebrauchten sowohl, wie zum dumpfen und stummen
Vorrat der vollen Natur, den unsäglichen Summen,
zähle dich jubelnd hinzu und vernichte die Zahl.

R. M. Rilke

Literatur

1   Nagel G: Erkennen in der ärztlichen Diagnose; in Cramer F (Hrsg): Erkennen als geistiger und molekularer Prozeß. VCH, Weinheim, 1991.
2   Cramer F: Chaos und Ordnung – Die komplexe Struktur des Lebendigen. Frankfurt a. M., Insel, 1993.
3   Cramer F: Der Zeitbaum – Grundlegung einer allgemeinen Zeittheorie. Frankfurt a. M., Insel, 1993.
4   Cramer F: Symphonie des Lebendigen, Versuch einer allgemeinen Resonanztheorie.
5   Eigen M, Winkler R: Das Spiel – Naturgesetze steuern den Zufall. München, Piper, 1975.
6   Cramer F: Ibid Ref. 2, pp 189/190.
7   Cramer F: Durability and change: A biochemist's view; in Krumbein WE, Brimblecombe P, Cosgrove D, Staniforth S (eds): Durability and Change. Dahlem Workshop Reports 15. New York, J. Wiley, 1992, pp 19–26.
8a Freist W, Sternbach H, Cramer F: Threonyl-tRNA-synthesis from yeast. Discrimination of 19 aminoacids in aminoascillation. Eur J Biochem 1994; 220: 745–752.
8b Freist W, Cramer F: Eur J Biochem 1996 (im Druck).
9   Alberts B, Bray D, Louis J, Raff M, Roberts K, Watson JD: Molekularbiologie der Zelle. Weinheim, VCH, 1986. Kap. 11: Zellwachstum und Zellteilung, pp 679–748.
10 Cramer F: Ibid Ref. 3, pp 245.
11a Cramer F: Biochemical correctness: Emil Fischer's lock and key hypothesis, a hundred years after – an essay. Pharm Acta Helv 1995; 69: 193–203.
11b Cramer F, Gabius H-J: Tumorspezifische Lektine und ihre Rolle bei der Metastasierung. Tumor-Diagnostik und Chemotherapie mit Hilfe tumorspezifischer Lektine. Göttingen, Jahrb Akad Wiss, 1986, pp 143–145.
11c Gabius H-J, Engelhardt R, Graupner G, Cramer F: Lectin in carcinoma cells: Level reduction as possible regulatory event in tumor growth and colonization; in Bog-Hansen TC, van Driessche E (eds): Lectins. Springer, Berlin, 1986, vol V, pp 237–242.
12 Gabius H-J, Vehmeyer K, Engelhardt R, Nagel GA, Cramer F: Carbohydrate-binding proteins of tumor lines with different growth properties: Changes in their pattern in clones of transformed rat fibroblasts of differing metastatic potential. Cell Tissue Res 1986; 246: 515–521.
13 Zöller M: Molekulargenetik von Krebsentstehung und Metastasenbildung; in Markl H, Geiler G, Großmann S, Oesterheld D, Schmidbauer H, Quadbeck-Seeger HJ, Truscheid E (Hrsg): Wissenschaft in der globalen Herausforderung. Stuttgart, Edition Universitas, 1995, pp 265–378 (dort auch weitere Literatur).
14 Cramer F: Dauer im Wechsel; in Haas N, Nägele R, Rheinberger H-J (Hrsg): Liechtensteiner Exkurse II: Was wäre Natur? Eggingen, Edition Isele, 1995, pp 19–44.

15 Emrich HM: Depression und Herrschaft der Zeit. Erklärungsmodelle aus der Sicht des Psychiaters; in Cramer F, Hucho F (Hrsg): Mensch und Zeit. Aus Forschung und Medizin. Schering AG, 9. Jahrgang, Heft 1, 1994, pp 39–52.

16 Cramer F: Ibid Ref. 2, pp 256–262.

17 Hirsch-Kauffmann M: Wie tickt die Lebensuhr? in Cramer F, Hucho F (Hrsg): Mensch und Zeit. Berlin, Schering AG, 1994, pp 21–30.

18 Cramer F, Kaempfer W: Die Natur der Schönheit. Frankfurt a. M., Insel, 1992, p 384.

19 Rilke RM: Gesammelte Gedichte. Frankfurt a. M., Insel Verlag, 1962, p 513.

Prof. Dr. rer. nat. Friedrich Cramer, Max-Planck-Institut für experimentelle Medizin,
Hermann-Rein-Straße 3, D-37075 Göttingen (Deutschland)

Bartsch HH, Bengel J (Hrsg): Salutogenese in der Onkologie. Basel, Karger, 1997, pp 47–73

DNA-Reparatur, induzierbare zelluläre Schutzmechanismen und Salutogenese

Bernd Kaina

Abteilung für Angewandte Toxikologie am Fachbereich Medizin der Universität Mainz

Einleitung

Man muß sich einmal die Komplexität des menschlichen Organismus vor Augen führen, um die Bedeutung der DNA-Reparatur für die Aufrechterhaltung der normalen Funktionsfähigkeit und damit der Gesundheit des Organismus zu erfassen. Unser Körper ist zusammengefügt aus zirka 6×10^{13} Zellen. Jede von ihnen ist ein hochkomplexes Gebilde, bestehend aus Zellkern, in dem die Erbsubstanz in Form der DNA untergebracht ist, und Zytoplasma. Die DNA determiniert durch die Sequenz der in ihr enthaltenen Basen (Adenin, Guanin, Cytosin, Thymin) und der Gene die potentiellen Eigenschaften der Zellen und des Organismus. Durch die selektive Ablesung der Information auf der DNA, der differentiellen Genaktivität – die zur Bereitstellung unterschiedlicher Proteine in der Zelle führt – erfolgt Differenzierung und wird das breite Spektrum von Zell- und Gewebetypen sowie von Organbildung möglich. Aber auch ontogenetische Entwicklungsprozesse wie Geschlechtsreifung, Menopause, zelluläres Altern und Altern des Organismus werden auf diese Weise reguliert.

Bedeutung der
DNA-Reparatur

Die DNA in der Zelle des Menschen enthält 6×10^9 Basenpaare, verteilt auf 46 Makromoleküle, den Chromosomen. Pro Organismus haben wir es folglich mit der enormen Menge von 10^{23} Basenpaaren zu tun, die in geordneter Abfolge in der DNA eingepaßt vorliegen müssen. Man sollte meinen, die DNA sei ein äußerst stabiles und von schädigenden Einflüssen abgeschirmtes Makromolekül. Dies ist jedoch nicht der Fall. Das Gegenteil trifft zu: Sie ist bestückt mit einer Vielzahl von Proteinen, den Transkriptionsfaktoren und Verpackungsmolekülen (Histonen), wird funktionell strapaziert, indem sie transkribiert, redupliziert und auf Tochterzellen während der Zellteilung verteilt wird, und sie ist Gegenstand von Austauschvorgängen innerhalb derselben und benachbarter Moleküle während der mitotischen und meiotischen Rekombination und bei der Antikörperbildung. Aber auch strukturell, aufgrund ihrer physikochemischen Eigenschaften, ist die DNA ein labiles Gebilde. Der spontane Verlust an Basen, die spontane Hydrolyse, beträgt zirka 40000 Basen pro Genom und Tag. Hinzu kommt die Hydrolyse spontan modifizierter Basen (z. B. Uracil, Hypox-

DNA-Schäden

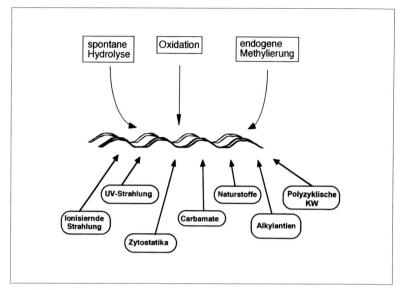

Abb. 1. Faktoren, die schädigend auf die DNA einwirken. Schäden durch Basenhydrolyse, Oxidation und Methylierung können in zum Teil erheblichem Ausmaß «spontan», das heißt ohne sichtbare äußere Einwirkung, auftreten.

anthin, Xanthin) und von Basen, die durch endogene Alkylierung und endogenen oxidativen Streß geschädigt worden sind. Selbst wenn die vielfältigen exogenen DNA-Schädigungen unberücksichtigt bleiben (Abb. 1), so ist angesichts dieser natürlichen «Belastungen» verständlich, daß die DNA in ihrer Basenabfolge ständig kontrolliert und repariert wird, um die Original-Basensequenz zu erhalten.

Eine Vielzahl von exogenen Einflüssen induzieren DNA-Schäden (Abb. 1, 2). Es soll hier nicht auf die Wirkungsweise von Mutagenen eingegangen werden; bei der Betrachtung ausgewählter Reparaturmechanismen werden wir jedoch nachfolgend einige genotoxische Noxen und die durch sie induzierten DNA-Schäden genauer betrachten müssen.

Mutagene Läsionen

DNA-Schäden sind nicht gleichbedeutend mit Mutationen, noch führen die meisten von ihnen, selbst wenn sie nicht repariert werden, zu Mutationen. So sind von über einem Dutzend unterschiedlicher DNA-Alkylierungsschäden nur 2 Basenschäden signifikant mutagen (O^6-Alkylguanin und O^4-Alkylthymin). Ähnlich verhält es sich bei durch Röntgen- und Gammastrahlen induzierten Schäden der DNA. Hier spielt 8-Oxy-Guanin eine wichtige Rolle bei der falschen Basenpaarung. Schäden, die keine Genmutationen verursachen, können jedoch zytotoxisch und clastogen (d. h. «chromosomenbrechend») sein und somit pathogenetisch eine wichtige Rolle spielen, sei es bei der Tumorgenese, bei der induzierte Chromosomenaberrationen kausal involviert sein können, bei Apoptose, Differenzierung und Teratogenese (Abb. 3).

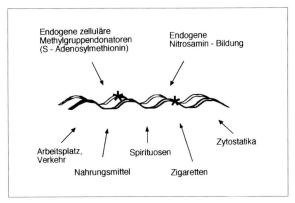

Abb. 2. Die DNA ist einem permanenten «Alkylierungsdruck» ausgesetzt. Einige endogene und exogene Einflüsse, die zur DNA-Alkylierung beitragen, sind aufgeführt.

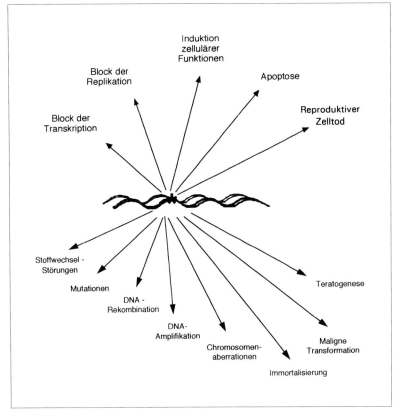

Abb. 3. Folgen nicht reparierter DNA-Schäden.

Tab. 1. Reparaturdefizienzen und Chromosomenbruch-Syndrome

Xeorderma pigmentosum	7 Untergruppen, Exzisionsreparaturdefekt, Krebshäufigkeit erhöht
Cockayne-Syndrom	5 Untergruppen, Exzisionsreparaturdefekt in aktiven Genen, Transkriptionsdefekt, Krebshäufigkeit nicht erhöht
Fanconi-Anämie	4 Untergruppen, Defekt der Reparatur von DNA-Crosslinks, Krebshäufigkeit erhöht
Ataxia telangiectasia	Defekt in der Reparatur von DNA-Doppelstrangbrüchen, Röntgenstrahlen-Hypersensitivität, Krebshäufigkeit erhöht
Bloom-Syndrom	Generalisierte spontane genomische Instabilität, Krebshäufigkeit stark erhöht

Viele Mutagene und Karzinogene induzieren durch kovalente Bindung von Metaboliten an der DNA Addukte, die die DNA-Replikation blockieren und somit eine ernste Gefahr für das Überleben der Zelle darstellen. Obwohl diese Addukte in einem aufwendigen «Verfahren» repariert werden, so sind, war ihre Reparatur nicht erfolgreich, auch sie nicht notwendigerweise mutagen. Eine wichtige Lektion, die uns die Mutationsforschung an Bakterien *(Escherichia coli)* gelehrt hat, ist die, daß Genmutationen verursacht durch DNA-replikationsblockende Läsionen der Mitwirkung ganz bestimmter Proteine bedürfen und somit «aktiv» (im Zuge der SOS-Antwort; siehe unten) induziert werden. So sind *E.-coli*-Zellen mit Mutationen im *umuDC*-Gen durch UV-Licht nicht mutabel. Die Frage, ob auch in Säugerzellen Mutationen unter gezielter Mitwirkung zellulärer Funktionen, d. h. ganz «bewußt», gesetzt werden, ist noch offen und bietet sicherlich ein faszinierendes Betätigungsfeld wissenschaftlicher Erkenntnissuche.

Mutationen und Krebs   Natürlich sind für die Entstehung von erblichen Stoffwechselkrankheiten und Krebs Genmutationen und Chromosomenaberrationen von besonderem Interesse. Mutationen in Somazellen werden, vorausgesetzt sie haben keine zytotoxischen Wirkungen, an Tochterzellen weitergegeben und können eine mutierte Zellpopulation bilden. Sie können auch, wenn dies in der Keimbahn erfolgt, das Schicksal nachfolgender Generationen in Form von erblich bedingten Defekten beeinflussen. Mutationen im weiteren Sinne (hierzu gehören Basenaustauschprozesse wie Deletionen, Duplikationen und Veränderung von Nachbarschaftsbeziehungen der Gene in Form von Translokationen, die auf chromosomaler Ebene als Chromosomenmutationen sichtbar sind) können zum Verlust oder Erwerb von Funktionen führen. Bei der Betrachtung pathogenetischer und salutogenetischer Vorgänge aus der Sicht des Mutations- und Reparaturforschers sind Gene, die eine Rolle bei der DNA-Reparatur und der

Kontrolle der Regulation der Zellteilung spielen, von besonderem Interesse. Personen mit Mutationen in DNA-Reparaturgenen weisen in der Regel eine Prädisposition zur Tumorentwicklung auf (Tabelle 1). Ebenso liegt eine Prädisposition zur Tumorentwicklung bei heterozygoten Mutationen in Tumorsuppressorgenen vor [1].

Es gilt als gesichert, daß eine Erhöhung der Mutationsrate in Somazellen die Wahrscheinlichkeit zur malignen Entartung erhöht. Die Reparatur von DNA-Schäden, die prämutagen sind, hat folglich mutationsvermindernde Wirkung und ist dem Prozeß der malignen Transformation entgegengerichtet. Auch andere Krankheiten, die auf mutativ bedingte Gendefekte oder Expressionsstörungen zurückzuführen sind, können durch DNA-Reparatur in ihrer Entstehung verhindert werden.

DNA-Reparatur

Seit der Entdeckung des Phänomens der Photoreaktivierung bei Bakterien 1949 durch Albert Kelner, die auf die durch sichtbares Licht angeregte Reparaturwirkung einer Photolyase zurückzuführen ist, sind eine Vielzahl von Enzymen nachgewiesen worden, die an der DNA-Reparatur beteiligt sind (für eine zusammenfassende Darstellung siehe [1]). Reparatur im weiteren Sinne   Reparaturwege
bedeutet sowohl Entfernung von primären DNA-Schäden, Entfernung bzw. Korrektur von Folgeschäden (z. B. fehleingebauter Basen) wie auch die Möglichkeit der Toleranz von DNA-Schäden. Eine Zusammenfassung der wichtigsten Reparaturwege gibt die Abb. 4.

Schadensreversion ist ein relativ schnell ablaufender Vorgang, bei dem in einer Ein-Schritt-Reaktion der Ausgangszustand der DNA wiederhergestellt wird. Zwei Mechanismen sind bekannt: Reparatur von Pyrimidin-Dimeren durch die oben erwähnte Photolyase, deren Vorkommen in Säugerzellen allerdings nach wie vor umstritten ist, und Reparatur von O^6-Alkylguanin und O^4-Alkylthymin durch die Alkyltransferase (O^6-Methylguanin-DNA-Methyltransferase, MGMT). Bei der Exzision von Basenschäden gibt es zwei verschiedene Wege: Enzyme (Glykosylasen) erkennen definierte Basenschäden und entfernen sie hydrolytisch, wobei apurine/apyrimidine Stellen entstehen, die nachfolgend durch Wirkung mehrerer Enzyme beseitigt werden. Dieser Weg wird bei der Reparatur von «kleineren» Basenschäden wie Basen-Alkylierungen und Basen-Oxidierungen, die offenbar geringe Distortionen der Sekundärstruktur der DNA bewirken und von spezifischen Enzymen erkannt werden können, beschritten. Größere Addukte von der DNA, die ein unspezifisches Signal zu ihrer Erkennung möglicherweise durch DNA-Konformationsänderung abgeben, werden durch Nukleotidexzision entfernt.

Es ist nicht Ziel dieser Arbeit, auf alle Reparaturwege im Detail einzugehen. Hier sei der interessierte Leser auf Übersichtsdarstellungen verwiesen [1, 2]. Vielmehr sollen im folgenden einige Reparaturmechanismen, die der Autor als besonders bedeutsam ansieht, herausgegriffen und ihrer Bedeutung im Zusammenhang mit dem Konzept der Salutogenese diskutiert werden.

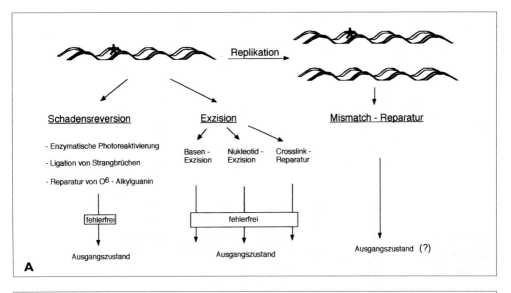

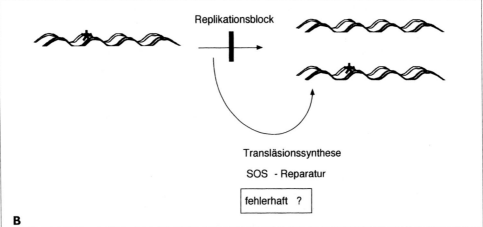

Abb. 4. Mechanismen der DNA-Reparatur.

A. Schadensreversion und Exzisionsmechanismus. Vor der Replikation (präreplikativ) kann die DNA durch diverse Reversions- oder Exzisionsmechanismen repariert werden. Diese Prozesse sind fehlerfrei; der Ausgangszustand wird wiederhergestellt und die genetische Information bleibt erhalten. Postreplikativ werden Basenfehlpaarungen erkannt und aus dem Tochter-DNA-Strang durch spezielle Exzisions-Enzyme der Mismatch-Reparatur entfernt. Dabei wird der Ausgangszustand nicht unbedingt wiederhergestellt. Sind fehlpaarende Basen (z. B. O^6-Methylguanin, 8-Oxy-Guanin) Ursache des «Mismatch», kann mitunter die korrekte Base im Tochterstrang nicht eingebaut werden und die Reparatur erzeugt dadurch, daß sie nicht abgeschlosen werden kann, zusätzliche Fehler (s. auch Abb. 11).

B. Toleranz von DNA-Schäden. Die Zelle kann Schäden, die die DNA-Replikation blockieren, tolerieren. Dies erfolgt durch Transläsionssynthese und rekombinative Mechanismen [siehe 5], die in Analogie zur Situation bei *E. coli* als SOS-Reparatur zusammengefaßt werden. Ob diese Mechanismen auch, wie bei *E. coli*, gezielt Mutationen erzeugen, ist nach wie vor umstritten.

Reparatur von O^6-Alkylguanin durch die Alkyltransferase

DNA-Alkylierung

Von dem gut einem Dutzend unterschiedlicher Schäden an der DNA, die alkylierende Agenzien (siehe Abb. 2) induzieren, hat sich eine Läsion als besonders kritisch herausgestellt. Es ist die Alkylierung in der O^6-Position des Guanins, die, wenn sie nicht repariert wird, zu Basenfehlpaarungen des Typs GC $\rightarrow$ AT führt. O^6-Alkylguanin macht anteilmäßig weniger als 8% der Gesamt-DNA-Alkylierung aus (die relative Menge ist abhängig vom verwendeten Alkylanz [3]). Dennoch ist diese «Minor»-Läsion hauptverantwortlich für die Induktion von Mutationen, genotoxischen Effekten und der Initiation der malignen Zelltransformation nach Einwirkung alkylierender Karzinogene, insbesondere methylierender N-Nitrosoverbindungen [4–8].

O^6-Methylguanin wie auch längerkettige Addukte, induziert in der O^6-Position des Guanins, werden durch das Reparaturprotein MGMT repariert (Übersicht bei [4]). Die Alkyltransferase erkennt die Alkylgruppe im Guanin und überträgt sie auf sich selbst, wobei Guanin in der DNA wiederhergestellt und das Reparaturprotein inaktiviert wird (Abb. 5). Dies ist eine fehlerfreie, schnell und effizient ablaufende Reaktion, die allerdings auf Kosten der Funktionsfähigkeit des Proteins geht (man spricht folglich auch vom Suizid-Enzym). Aus der Reaktionsweise ergibt sich, daß die Reparaturkapazität von Zellen und Geweben abhängig ist von der Menge ihrer Alkyltransferase und der Geschwindigkeit der Neusynthese des Proteins. Menschliche Leberzellen enthalten relativ viel (zirka 100000 Moleküle pro Hepatozyte), Zellen des Gehirns wenig (zirka 10000 Moleküle) Alkyltransferase.

Alkyltransferase

Die Bedeutung dieses Reparaturproteins im Schutzsystem der Zellen gegenüber karzinogenen Expositionen und damit für die Gesunderhaltung des Organismus ist eindrucksvoll an gentechnisch manipulierten Zellen und transgenen Tieren gezeigt worden [5, 8]. Da diese Art der Untersuchungen immer stärker an Bedeutung gewinnt und viele Erkenntnisse auf dem Gebiet der DNA-Reparatur an transgenen Systemen erhalten werden, soll hierauf an dieser Stelle beispielhaft etwas genauer eingegangen werden. Es gibt Zelltypen, die keine Alkyltransferase aufweisen (z. B. HeLa MR und CHO). Das Alkyltransferase-Gen und die entsprechende cDNA sind kloniert worden. Es wurde daher möglich, die Alkyltransferase cDNA des Menschen in Alkyltransferase-negative Hamsterzellen (CHO) stabil einzubringen und zu exprimieren (Abb. 6). Ein Vergleich dieser geschaffenen isogenen Zellstämme hinsichtlich ihrer Reaktion nach Karzinogeneinwirkung erlaubt Rückschlüsse auf die Bedeutung dieses Gens bzw. des entsprechenden Proteins als Protektionsfaktor. Diese Untersuchungen haben gezeigt, daß Zellen, die Alkyltransferase nicht besitzen, wesentlich empfindlicher gegenüber der zytotoxischen, mutagenen, rekombinogenen und Chromosomenbruch-induzierenden Wirkung von Alkylantien sind als Alkyltransferase-positive Zellen. Der Schutzeffekt nahm mit steigender Konzentration an Alkyltransferase zu [6]. Ähnliche Untersuchungen lassen sich an Mäusen durchführen. Mäuse, die das menschliche Alkyltransferase-Protein in der Leber oder in der Haut exprimieren, zeigten einen starken Schutz gegenüber der tumorinduzierenden Wirkung von alkylierenden Verbindungen

Transgene Zellen und Tiere

Schutzwirkung der Alkyltransferase

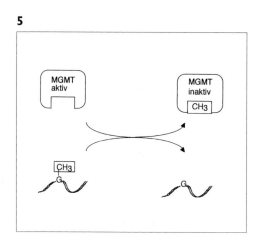

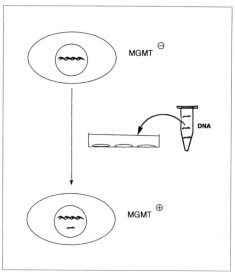

Abb. 5. Wirkungsweise des DNA-Reparaturproteins Alkyltransferase (MGMT). Die menschliche Alkyltransferase erkennt O^6-Alkylguanin und mit geringerer Affinität O^4-Methylthymin und repariert diese Schäden durch Alkylgruppentransfer auf einen internen Cysteinrest, wobei das Reparaturprotein inaktiviert wird.

Abb. 6. Korrektur des Alkyltransferase-Reparaturdefektes in Säugerzellen durch Gentransfer. Die menschliche cDNA, die die Information für die Synthese des Alkyltransferase-Proteins enthält, wurde in ein Expressionsplasmid hineinkloniert, das nach Transfektion in Alkyltransferase-defiziente (MGMT⁻) Hamster- oder HeLa-Zellen die Synthese der Alkyltransferase vermittelt.

[7, 8]. Aus diesen Untersuchungen kann die Folgerung gezogen werden, das die Alkyltransferase eine wichtige Rolle bei der Vermeidung von genotoxischen Wirkungen spielt und der Entstehung von Krebs nach Alkylantienexposition entgegenwirkt. Wir können umgekehrt auch schlußfolgern, daß eine Verringerung der MGMT-Reparaturkapazität das Risiko zur Mutagenese und damit zur Ausbildung von Stoffwechselkrankheiten und zur Krebsentstehung erhöht.

Bevor dieser Punkt nochmals im Zusammenhang mit salutogenetischen Aspekten aufgegriffen wird, seien drei weitere wichtige Eigenschaften der Alkyltransferase genannt: 1) Die Alkyltransferase schützt Zellen auch vor der toxischen Wirkung von Zytostatika, die methylierend und chlorethylierend wirken. Sie ist somit ein wichtiger Determinator der Resistenz von Tumorzellen gegenüber Therapeutika wie Dacarbazin, Procarbazin, Streptozotocin, BCNU, ACNU und CCNU [9]. 2) Die Alkyltransferase kann durch Hemmstoffe selektiv und nahezu vollständig blockiert werden, ohne daß toxische Nebenwirkungen auftreten [10]. Die Alkyltransferase-Konzentration steigt in bestimmten Gewebetypen nach Einwirkung genotoxischer Streßfaktoren (Röntgenstrahlung, chemische Mutagene und Karzinogene) und Glucocorticoidhormonen an; das Gen ist induzierbar [11, 27].

Alkyltransferase
und Krebstherapie

Tab. 2. Einige salutogenetische Aspekte und mögliche Maßnahmen, die sich aus Kenntnis der verschiedenen Reparaturwege und zellulären Schutzmechanismen in Zukunft ergeben können

1. Alkyltransferase (MGMT)

Vermeidung von DNA-Alkylierungsschäden

Vermeidung von Faktoren, die die Wirkung der Alkyltransferase beeinträchtigen

Verstärkung der Alkyltransferase-Wirkung in «Streßsituationen» durch Geninduktion

Identifizierung von Risikogruppen:

a) Individuen mit geringer MGMT-Expression

b) Individuen, die Expositionen ausgesetzt sind, die die Reparatur hemmen (z. B. Formalindämpfe)

Modulation der MGMT-Aktivität während der Tumortherapie:

a) Bestimmung der Expression im gesunden Gewebe und im Tumor

b) Hemmung der Aktivität im Tumor, Tumorsensibilisierung

c) Protektion gesunden Gewebes durch MGMT Gentransfer oder gewebsspezifischer MGMT-Induktion

2. Basen-/Nukleotid-Exzisionsreparatur und Crosslink-Reparatur

Identifizierung von Reparaturdefizienzen (z. B. heterozygot defekte Individuen)

Verstärkung bestimmter Exzisionsreparaturwege in Streßsituationen, z. B. bei starker Sonnenexposition

Einflußnahme auf die Exzisionsreparaturkapazität von Zellen während der Tumortherapie mit Agenzien, die zytotoxische Läsionen induzieren, die über den Exzisionsreparaturweg entfernt werden; Kenntnis geschwindigkeitsbegrenzender Reparaturfunktionen ist erforderlich. Möglichkeiten der Resistenzvermittlung in Nicht-Tumorgewebe (z. B. Blutstammzellen) durch Gentransfer

Korrektur von Reparaturdefizienzen: Somatische Gentherapie (Blutstammzellen) von Fanconi-Anämie, Bloom-Syndrom, Ataxia telangiectasia. Die Krankheit ist nicht notwendigerweise geheilt, doch die Gefahr zur Tumorbildung könnte reduziert werden

3. Induzierbare Funktionen

Möglichkeiten der physiologischen Einflußnahme auf die Induktion protektiver Funktionen, z. B. durch Ernährung, Hormongabe und andere Stimulatoren

Identifizierung für protektive Funktionen heterozygoter Individuen und Individuen, die Defekte in der Induktion protektiver Funktionen aufweisen

Hemmung von Vorgängen, die möglicherweise genetische Veränderungen induzieren (Induktion von Radikalen, Induktion potentiell fehlermachender Enzyme)

Aus den genannten experimentellen Befunden ergeben sich nahezu zwangsläufig verschiedene salutogenetische Schlußfolgerungen und Möglichkeiten praktischer Anwendungen, die auf die Gesundung und Gesunderhaltung gerichtet sind (Tabelle 2):

a) Da DNA-Alkylierungsschäden Initiatoren für die Krebsentstehung sind, liegt es nahe, Überlegungen zur Vermeidung der Bildung von Alkylierungsschäden anzustellen. Alle Maßnahmen, die beispielsweise darauf hinauslaufen, die endogene Bildung und die Aufnahme von Nitrosaminen zu vermeiden, gehen in diese Richtung. Hierzu gehören unter anderem eine ausgewogene Ernährung, die Beigabe von Vitamin C zu bestimmten Nahrungsmitteln und die Vermeidung aktiven und passiven Rauchens (tabakspezifische Nitrosamine sind starke Alkylantien und höchst karzinogen).

b) Identifizierung von exogenen und endogenen Faktoren, die die DNA-Reparatur durch die Alkyltransferase hemmen. Hierzu gehören z. B. kritische Arbeitsplatzexpositionen (z. B. Formaldehyd) und Schwermetalle.

c) Die Induzierbarkeit des Alkyltransferase-Gens eröffnet die Möglichkeit einer Verstärkung des Schutzes gegenüber karzinogenen Expositionen in «Streß»-Situationen. Inwieweit die Alkyltransferase in menschlichen Geweben unter mehr oder weniger natürlichen Bedingungen (z. B. bei der Hochdosis-Krebstherapie oder Hormonbehandlung) induziert werden kann, ist allerdings eine derzeit noch offene Frage.

d) Die Konzentration der Alkyltransferase weist pro Zelle beträchtliche interindividuelle Schwankungen auf. Zellen und sogar Mäuse (sogenannte knockout Tiere), die keine Alkyltransferase exprimieren, sind lebensfähig. Möglicherweise gibt es auch menschliche Individuen, in denen eine oder beide Kopien des Alkyltransferase-Gens defekt sind. Individuen, die wenig Alkyltransferase-Reparaturaktivität aufweisen, stellen eine Risikogruppe dar; sie sind aller Wahrscheinlichkeit nach extrem gefährdet hinsichtlich der karzinogenen Wirkung von alkylierenden Verbindungen, wobei insbesondere an Nitrosamine in Nahrungs- und Genußmitteln und im Zigarettenrauch gedacht werden muß.

Test auf Alkyltransferase-Expression

An dieser Stelle sei die Frage aufgeworfen, ob es sinnvoll und moralisch vertretbar ist, wenn man ein obligatorisches Screening von Personengruppen hinsichtlich Alkyltransferase-Konzentration in Blutzellen und anderen Geweben einführen würde, insbesondere wenn die Ergebnisse einer derartigen Untersuchung als Einstellungsvoraussetzung in Berufen, bei denen Alkylantien-Expositionen über dem Durchschnitt zu erwarten sind (z. B. im Gaststättengewerbe durch Passivrauchen oder in der Gummi-Industrie) verwendet werden würden. Durchaus verständlich aber wäre der Wunsch von Personen, den eigenen Reparaturstatus zu kennen, um darauf ein gesundheitsorientiertes Verhalten aufzubauen. So könnte ein niedriger Alkyltransferase-Status zum Anlaß genommen werden, das Zigarettenrauchen aufzugeben, da für diese Personengruppe das Gefährdungspotential überdurchschnittlich groß ist. Angaben zum Reparaturstatus könnten wie Angaben über Blutgruppe und andere gesundheitsrelevante Merkmale beim Arzt des Vertrauens gespeichert oder gar in einem «Reparaturausweis» vermerkt werden.

e) Die protektive Rolle der Alkyltransferase läßt salutogenetische Anwendungen in der Tumortherapie erkennen. So könnte durch Bestimmung der Expression des Reparaturproteins in Tumoren die prospektive Resistenz eines gegebenen Tumors und mithin die kurative «response» nach Applikation methylierender und chlorethylierender Zytostatika vorhergesagt werden. Ebenso ist durch selektive Hemmung der Alkyltransferase im Tumorgewebe durch adjuvante Gabe von O^6-Benzylguanin oder O^6-Alkylguanin-Derivaten, die ein Targeting erlauben, eine Tumorsensibilisierung und damit eine deutliche Verbesserung der Zytostatikawirkung denkbar. Schließlich könnte durch Transfer des Alkyltransferase-Gens (in Form eines cDNA-Expressionsvektors) in gesundes Nicht-Zielgewebe der Therapie (z.B. in Blutstammzellen oder Lungenzellen) dieses Gewebe während einer Hochdosis-Chemotherapie geschützt werden. Damit ließen sich die akuten toxischen Nebenwirkungen der Therapie (z.B. hämatopoetische Depression, Lungenversagen) reduzieren. Auch die langfristigen unerwünschten Begleiterscheinungen wie sekundäre, durch die Therapie bedingte Tumorbildung, ließen sich auf diese Weise sehr wahrscheinlich effizient minimieren. Gerade dies scheint mir ein interessanter salutogenetischer, auf die Vermeidung von sekundären Krankheiten gerichteter Aspekt bei der Tumortherapie zu sein, der möglicherweise auch bei in Anwendung gekommenen «Cross-linking» Agenzien (z. B. Cyclophosphamid) und Behandlung mit ionisierenden Strahlen zutrifft und überall dort zumindest prinzipiell praktikabel ist, wo DNA-Reparaturgene als Resistenzfaktoren identifiziert worden sind.

Basen-Exzisions-Reparatur

Die meisten DNA-Alkylierungsschäden wie auch oxidative DNA-Schäden und weitere Basenmodifikationen, die keine größeren Distortionen in der DNA verursachen, wohl aber genotoxisch sind, werden durch Basen-Exzision entfernt. Hierbei sind mehrere Enzyme involviert; die Reparaturschritte sind in Abb. 7 dargestellt. Die «Schlüsselenzyme» sind Glykosylasen, die spezifische Basenschäden erkennen und aus der DNA entfernen, wobei apurine/apyrimidine Stellen entstehen, die nachfolgend repariert werden. Ein menschliches Enzym, die N-Methylpurin-DNA-Glycosylase (MPG) ist in den vergangenen Jahren recht intensiv untersucht worden. Es hat eine relativ breite Substratspezifität und erkennt 7-Methylguanin, 3-Methyladenin, 3-Methylguanin, die prämutagene oxidative Läsion 8-Oxy-Guanin, Hypoxanthin und 1,N6-Ethanoadenin. Es gibt keine natürlichen Säugerzell-Mutanten für dieses Enzym, was für dessen wichtige produktive Rolle spricht. Tatsächlich sind experimentell hergestellte MPG-Knockout-Zellen hypersensitiv gegenüber Alkylantien, was auf die essentielle Bedeutung des Basen-Exzisions-Reparaturweges hinweist [12]. Eine verstärkte Expression der MPG in Zellen in vitro führte jedoch nicht zu einer Verstärkung ihrer Resistenz – ein Beispiel, das zeigt, daß Überexpression von Reparaturgenen nicht zwangsläufig verbesserten Schutz der Zellen gegenüber mutagenen Noxen bedeutet [13]. Es sei darauf hingewiesen, daß in komplexen Reparaturwegen ganz bestimmte und mitunter nachgeschaltete enzymatische Reaktionen geschwindigkeitslimitierend sind. Diese gilt es ausfindig zu machen, um in «Streßsituationen» die Effizienz des gesamten Exzisionsreparaturweges zu erhöhen und damit die protektive Wirkung der körpereigenen Reparatur zu verstärken.

Reparatur geschädigter DNA-Basen

Folgen veränderter Basenreparatur

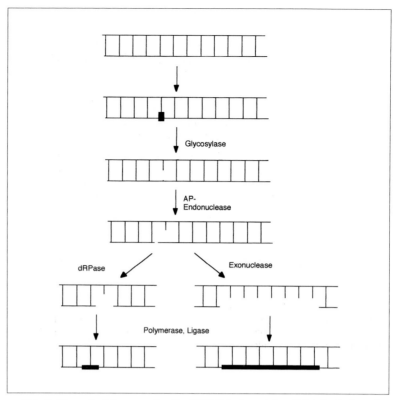

Abb. 7. Basen-Exzisionsreparatur. Der DNA-Schaden wird zunächst durch eine schadenspezifische Glykosylase erkannt und entfernt. Die apurine/apyrimidine Stelle wird danach durch apurine Endonuklease (AP-Endonuklease), Exonuklease, DNA-Polymerase und Ligase entfernt. Alternativ kann die basenlose Stelle durch enzymatische Wirkung einer dRPase repariert werden.

Nukleotid-Exzision

Reparatur von Licht-induzierten Schäden

Schäden, die durch schadenspezifische Glykosylasen nicht erkannt werden und die Deformationen in der DNA sowie einen Transkriptions- und Replikationsblock bewirken, werden durch Nukleotid-Exzision repariert. Hierzu gehören eine Vielzahl von DNA-Addukten einschließlich solchen, die durch UV-Licht (Pyrimidin-Dimere, (6–4)-Photoprodukte), polyzyklische Kohlenwasserstoffe oder aromatische Amine induziert werden. Das Prinzip der Nukleotid-Exzision ist einfach: In der unmittelbaren Umgebung des Schadens werden im geschädigten DNA-Strang Brüche gesetzt, das geschädigte Fragment (18–25 Nukleotide) wird aus der DNA entfernt und die Lücke wird durch Reparatursynthese geschlossen, womit der Ausgangszustand wiederhergestellt ist (Abb. 8).

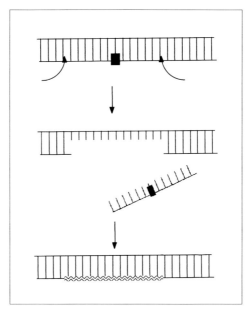

Abb. 8. Nukleotid-Exzisionsreparatur. Im Gegensatz zur Basen-Exzisionsreparatur wird das geschädigte Nukleotid mitsamt benachbarter Basen ausgeschnitten, wobei bis zu 25 Nukleotide neu eingesetzt werden.

Dieses Reparaturschema gibt allerdings die Wirklichkeit nur stark vereinfacht wieder. Wenn wir ins Detail gehen, so stellen wir fest, daß Nukleotid-Exzisionsreparatur ein höchst komplexer Vorgang ist. Besonders wichtige Aufschlüsse über den molekularbiologischen Mechanismus der Reparatur haben Untersuchungen an Erbkrankheiten und an Mutanten-Zellinien erbracht, die auf Defekten in der Nukleotid-Exzisionsreparatur beruhen. Zwei Reparaturdefekte, die übrigens sehr anschaulich die Bedeutung der DNA-Reparatur für die Gesunderhaltung des Organismus verdeutlichen, seien hier kurz in ihren Besonderheiten vorgestellt: Xeroderma pigmentosum (XP) und Cockayne-Syndrom (CS) (siehe Tab. 1). Beides sind autosomal rezessive Erbkrankheiten, die auf einem Exzisionsreparaturdefekt und einer dadurch verursachten Hypersensitivität der Zellen gegenüber UV-Licht beruhen. In beiden Krankheitsbildern treten gleichzeitig Differenzierungs- und Entwicklungsstörungen, insbesondere neurologische Defekte, auf. Interessanterweise ist bei XP die Krebsinzidenz deutlich erhöht, nicht jedoch bei CS. Vergleichende Untersuchungen zur Reparatureffizienz haben gezeigt, daß die Entfernung von durch UV-Licht induzierten DNA-Schäden (insbesondere Pyrimidin-Dimere) in XP-Zellen im ganzen Genom nicht oder zumindest langsamer als in normalen Zellen erfolgt. In CS-Zellen hingegen wird die DNA im größten Teil des Genoms repariert. Lediglich in den transkriptions-aktiven Genen, die anteilmäßig weniger als 5 % des Genoms ausmachen, erfolgt in diesen Zellen keine Reparatur [14]. Offenbar

Erbliche
Reparaturdefekte

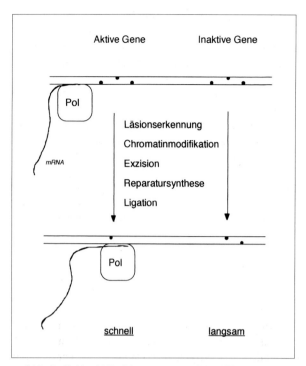

Abb. 9. Nukleotid-Exzisionsreparatur erfolgt differentiell. Aktive Gene werden schnell, inaktive Gene und nicht-genische Bereiche (z. B. repetitive DNA) langsam repariert. Auch innerhalb aktiver Gene gibt es Präferenzen. Der transkribierte DNA-Strang wird effizienter repariert als der nicht als Matrize für die mRNA-Synthese dienende DNA-Strang.

ist ein Defekt bei der Reparatur des gesamten Genoms, einschließlich der von inaktiven Genen, wie er in XP-Zellen auftritt – nicht jedoch in aktiven Genen – mit einer malignen Entartung verbunden.

Aktive Gene werden schneller repariert

Dieses Beispiel macht gleichzeitig deutlich, daß es zwei Wege der Nukleotid-Exzisionsreparatur gibt. Ein Weg ist zuständig für die Reparatur aktiver Gene und ein zweiter für inaktive, nicht transkribierte Genbereiche (Abb. 9). Die Entfernung von Schäden aus aktiven Genbereichen erfolgt schnell, die aus inaktiven Genen und Nicht-Gen-Bereichen (z. B. repetitiver DNA) langsam. Interessanterweise wird sogar der DNA-Strang, der als Matrize für die abzulesende mRNA dient, in aktiven Genen am effizientesten repariert [15]. Das scheint biologisch sinnvoll zu sein; denn präferentielle Reparatur von tatsächlich «benötigten» Genbereichen verringert die Gefahr eines möglichen Stops der Synthese lebenswichtiger Proteine durch transkriptionsblockierende DNA-Läsionen auf ein Minimum. Ein Defekt in diesem Reparaturweg hemmt die normalerweise nach UV-Bestrahlung auftretende Wiederherstellung der RNA-Synthese und bewirkt eine Verstärkung der toxischen Wirkung von UV-Licht, wie bei CS-Zellen beobachtet werden kann [1].

Worauf beruht die offensichtliche Kopplung zwischen DNA-Reparatur und mRNA-Synthese? Ist diese Verbindung möglicherweise der Grund dafür, daß in beiden Erbkrankheiten nicht nur Photosensitivität der Haut, sondern auch Entwicklungsstörungen auftreten? Erste Antworten auf diese Fragen geben molekularbiologische Untersuchungen. Die derzeit bekannten Zellstämme, die von XP-Patienten abgeleitet worden sind, lassen sich in 7 Untergruppen, die von CS-Patienten in 5 Untergruppen zusammenfassen. (Man spricht hier von Komplementationsgruppen. Zellen, die zu einer Komplementationsgruppe gehören, sind nicht fähig, nach ihrer Fusion den Defekt zu beheben. Dies können nur Zellhybride, die aus der Verschmelzung von Zellen aus unterschiedlichen Komplementationsgruppen herrühren.)

DNA-Reparatur und RNA-Synthese

Die Existenz dieser Komplementationsgruppen weist darauf hin, daß mindestens 12 unterschiedliche Gendefekte an diesen Reparaturdefizienzen beteiligt sind. Es gibt darüber hinaus eine Vielzahl von Hamster-Zellstämmen, die UV-Hypersensitivität und defiziente Reparatur von UV-Schäden an der DNA aufweisen und die 11 Komplementationsgruppen zugeordnet werden können. Dies verdeutlicht die enorme Komplexität der Nukleotid-Exzisionsreparatur, bei der offenbar mehr als 20 Gene am Erkennungs- und Einschneideschritt an replikationsblockenden DNA-Läsionen beteiligt sind. Etliche dieser Gene sind inzwischen kloniert worden [1]. Es handelt sich dabei um die sogenannten XP, CS und ERCC-Gene (ERCC = Excision Repair Cross-Complementing), die zum Teil in den Hamstermutanten und den menschlichen Erbdefekten identisch sind, und deren Proteinprodukte als Enzyme oder Cofaktoren in konzertierter Weise, sehr wahrscheinlich als Komplex in Form eines «Repairosomes», die Reparatur durchführen. Zwei der Proteine, die Produkte des XPB- und XPD-Gens, sind gleichzeitig Bestandteil des Elongationsfaktors TFIIH, der bei der RNA-Synthese benotigt wird (siehe Abb. 10). Offenbar sind Proteine, die bei der DNA-Reparatur eine Rolle spielen, gleichzeitig essentiell für ganz «normale» zelluläre metabolische Prozesse wie die RNA-Synthese. Mutationen in diesen Genen führen somit zwangsläufig zu Störungen sowohl der DNA-Reparatur als auch der RNA bzw. Proteinsynthese, was die pleiotropen Veränderungen in den reparaturdefekten Erbkrankheiten erklären kann. Es ist nunmehr sinnvoll, beim CS von einem Transkriptions-Initiations-Reparaturdefekt zu sprechen.

Viele Proteine wirken bei der Reparatur zusammen

Diese Ausführungen mögen verdeutlichen, wie wichtig DNA-Reparaturprozesse im ganz normalen zellulären Geschehen sind. Sie zeigen, wie vernetzt DNA-Reparatur ist mit Vorgängen der Genexpression und welche weitreichenden Konsequenzen Defekte im normalen Ablauf der DNA-Reparatur haben.

Neben XP und CS gibt es eine Reihe weiterer erblich bedingter Reparaturdefizienzen bzw. Chromosomenbruch-Syndrome (siehe Tab. 1). Fanconi-Anämie-Zellen zeichnen sich durch einen Defekt in der Reparatur von DNA-Crosslinks (Vernetzungen in der DNA) aus, die durch bestimmte Chemikalien, insbesondere Zytostatika (z. B. Endoxan), gebildet werden. In Ataxia telangiectasia liegt ein Defekt im Umgang (der «Prozessierung») der Zellen mit DNA-Schäden vor, die durch ionisierende Strahlung induziert werden. Die Zellen von Patienten der in Tabelle 1 aufgeführten Krankheiten weisen jedoch

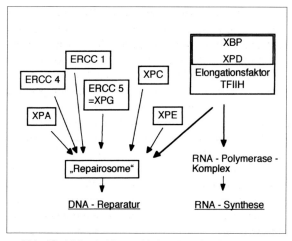

Abb. 10. Mehr als 20 verschiedene Proteine sind an der Nukleotid-Exzision beteiligt, von denen einige im Schema aufgeführt werden. Etliche der entsprechenden Gene sind kloniert worden. Die Genprodukte wirken im Komplex innerhalb eines «Repairosomes», das Zugang zum DNA-Schaden, Schadenserkennung und Ausschneidung ermöglicht. Die Verbindung zur RNA-Synthese wird durch mindestens zwei Proteine, ERCC3 und ERCC6, die in XP-B- und CS-B-Zellen mutiert sind, hergestellt. Diese Proteine spielen bei der DNA-Reparatur und bei der RNA-Synthese als Bestandteil des Transkriptionsfaktors TFIIH eine wichtige Rolle.

(Ausnahme CS) eine verstärkte genomische Instabilität und erhöhte chromosomale Mutationsraten auf [16], und die betroffenen Personen haben (mit Ausnahme des CS) eine Prädisposition zur Tumorbildung.

Lassen sich aus der Kenntnis der Mechanismen der Exzisionsreparatur von DNA-Schäden Schlußfolgerungen hinsichtlich Salutogenese ableiten? Einige für diesen Aspekt relevante Gesichtspunkte sind in Tabelle 2 aufgeführt, die allerdings derzeit noch mehr den Charakter von Fragen als einer Aufforderung zum Handeln haben. Da ist zunächst die Frage nach der Häufigkeit von heterozygoten Individuen für Reparaturdefekte und der Auswirkungen eines heterzygot vorliegenden Defektes. Heterozygote Ataxia-telangiectasia-Zellen sind gegenüber Wildtyp-Zellen verstärkt strahlensensitiv, so daß durchaus die Möglichkeit besteht, daß Heterozygote für Mutationen in Reparaturgenen bereits erhöhten gesundheitlichen Risiken ausgesetzt sind. Wenn dem so ist, so wäre ein Screening zur Identifizierung heterozygoter reparaturdefizienter Individuen als durchaus vorbeugende, salutogenetisch wirksame Maßnahme anzusehen.

Die Kenntnis der außerordentlichen Bedeutung von DNA-Schäden, insbesondere solchen, die durch Lichtexposition (UVA erzeugt oxidative DNA-Schäden, UVB erzeugt wie UVC Vernetzungen in den DNA) induziert werden, sollte zu einem gezielten gesundheitsbewußten Verhalten anhalten und dazu führen, daß vorbeugende Maßnahmen verstärkt propagiert und praktiziert werden. Hierzu gehört als einfachstes Beispiel die Vermeidung übermäßiger Sonnenex-

Identifizierung von Personen mit Reparaturdefekten

Prophylaktische Maßnahmen

position und Solarienbenutzung, die Wahl entsprechender Kleidung und Kosmetika sowie Benutzung von Hautschutzmitteln, die z. B. Antioxidantien und Lichtschutzfaktoren enthalten. Futuristisch muten Möglichkeiten an, durch Zugabe von Reparaturenzymen zu Hautcremes nach Sonnenexposition eine direkte Verstärkung der Reparatur der DNA in den Zellen der Haut zu erreichen. Mit bestimmten Enzymen, z. B. Photolyase, könnte dies in Zukunft durchaus machbar sein. Ließe sich die Exzisionsreparatur generell verstärken, so würde dies eine Zunahme des intrinsischen Schutzes der Zellen gegenüber erbschädigenden, genotoxischen Einflüssen bedeuten. Um dieses attraktive Ziel zu erreichen, ist weitere Grundlagenforschung auf dem Gebiet notwendig. Es ist erforderlich, daß die Gene und Genprodukte, die an der Reparatur beteiligt sind, vollständig identifiziert und funktionell charakterisiert werden. Anschließend kann untersucht werden, welche Bedeutung Ausfall und verstärkte Expression eines gegebenen Reparaturgens für die genomische Integrität und Gesunderhaltung hat. Es ist durchaus denkbar, daß sehr bald «Schlüsselgene» gefunden werden, die – da geschwindigkeitslimitierend in komplexen enzymatischen Ketten – bei ihrer verstärkten Expression die Exzisionsreparatur ingesamt stimulieren. Es ist auch denkbar, daß, wie am Beispiel der Alkyltransferase gezeigt worden ist, Schlüsselenzyme der Nukleotid- und Crosslink-Reparatur selektiv in Tumorzellen gehemmt werden, um so eine effiziente Tumorsensibilisierung zu erreichen.

Bereits in der Erprobung befinden sich Strategien zum Transfer von Genen der Nukleotid- und Crosslink-Reparatur. So wird versucht, den Reparaturdefekt in Fanconi-Anämie-Patienten durch Transfer des klonierten Gens (FAC) in Blutstammzellen zu beheben, um den Schutz vor Blutkrebs-Erkrankungen, die gehäuft in den betroffenen Personen auftreten, wiederherzustellen. Ich fasse dies als eine durchaus salutogenetische Maßnahme auf; denn sie dient im weitesten Sinne der Stärkung der natürlichen Selbstheilungskräfte des Körpers.

Heilung durch Gentransfer

Eine weitere Anwendungsmöglichkeit, die im Zusammenhang mit der Alkyltransferase bereits angesprochen worden ist, besteht in der Übertragung von Reparaturgenen, die das Gewebe schützen, in gesunde Zellen vor und während einer Hochdosis-Chemotherapie. Möglicherweise wird in Zukunft dem Tumortherapeuten ein Arsenal von Reparaturgenen und Genen, die detoxifizierende Funktionen haben sowie Drug-Resistenz durch Hemmung der Apoptose bewirken, zur Verfügung stehen. Diese könnten optimal und sinnvoll ein gegebenes Zytostatikum ergänzen, indem sie dessen unmittelbare (systemische Toxizität) und langfristige (sekundäre Tumorbildung) Nebenwirkungen reduzieren. Benutzt man heute adjuvant und vielfach auf Wunsch des Patienten Mittel, deren Wirkmechanismus nicht verstanden sind und die möglicherweise eher Placeboeffekte als kausal bedingte, echte Wirkungen haben, so wird man in Zukunft auf ganz gezielte Strategien zur Stärkung der körpereigenen Abwehrkräfte verweisen können. Die Tatsache, daß bei Anwendung maßgeschneiderter Arzneimittel aus dem Arsenal der Molekularbiologie (im weitesten Sinne gehören auch klonierte Gene hierzu) die Wirkprinzipien besser bekannt sind, mag die Therapie «entzaubern»; an ihrer Bedeutung als salutogenetische Maßnahme ändert dies jedoch nichts.

Mismatch-Reparatur

Reparatur von
Basenfehlpaarungen

Verschiedene DNA-Schäden blockieren die Replikation nicht, sondern führen zu Basenfehlpaarungen (Mismatches) und mithin zu Basenaustausch-Mutationen. Am Beispiel des O^6-Methylguanins haben wir den Mechanismus der Fehlpaarungsmutagenese bereits kennengelernt (Abb. 11 A). Eine weitere Quelle für Basenaustausch-Mutationen ist das durch oxidativen Streß (Bestrahlung) induzierte 8-Oxy-Guanin. Werden diese Schäden nicht präreplikativ repariert, so verfügt die Zelle über ein nachgeschaltetes Reparatursystem, das fehlerhaft in die DNA eingebaute Basen entfernt. Daß dies überhaupt möglich ist, grenzt nahezu an ein Wunder, denn es ist erforderlich, daß das Reparatursystem die neu eingefügte, fehlerhafte Base im Tochter-DNA-Strang erkennt, nur diese eliminiert und die korrekte Base einfügt. Tatsächlich verfügt das Reparatursystem über einen «Monitor», der den Enzymen erlaubt, zwischen Tochter- und Elternstrang zu unterscheiden.

Reparaturdefekte
führen zu Krebs

Wie zu erwarten, beruht auch die Mismatch-Reparatur auf der konzertierten Aktion mehrerer Enzyme und wird folglich durch mehrere Gene gesteuert [1]. Mutationen in diesen Genen führen zu genomischen Instabilitäten. Sind hiervon Gene betroffen, die die Zellproliferation regulieren, so kann dies zur malignen Entartung führen. So ist eine erbliche Form des Dickdarmkrebses, der HNPCC (hereditary non-polyposis colon cancer), bedingt durch einen Ausfall von Mismatch-Reparaturfunktionen, wie am Beispiel des Gens MSH2 gezeigt werden konnte [17]. Individuen, die heterozygot für MSH2-Mutationen sind, haben eine erhöhte Chance, daß das Gen durch Mutation im zweiten Allel in einer der Körperzellen ganz ausfällt. Erfolgt dies in Darmzellen, so ist hier offenbar die Wahrscheinlichkeit sehr hoch, daß es durch Anhäufung von Mutationen zur malignen Entartung kommt.

Defekte Zellen
überleben besser

An dieser Stelle sei kurz auf ein merkwürdiges Phänomen eingegangen, das als «Toleranz» bezeichnet wird. Wir haben zu Anfang der Darstellung gesehen, daß der Basenschaden O^6-Methylguanin durch die Alkyltransferase aus der DNA entfernt wird, was zur Resistenz der Zellen gegenüber der toxischen Wirkung von Alkylantien führt. Offenbar ist O^6-Methylguanin ein DNA-Schaden, der sehr effizient zum Absterben der Zelle führt. Es gibt Zelltypen, die resistent gegenüber methylierenden Agenzien sind, ohne Alkyltransferase-Aktivität aufzuweisen [18, 19]. Diese Zellen tolerieren offenbar die prätoxische (und präkarzinogene) Läsion O^6-Methylguanin. Auf welche Weise geschieht das? Eine gegenwärtig akzeptierte Hypothese ist folgende: durch Mismatch-Reparatur wird das fehlerhaft eingebaute Thymin aus dem Tochter-DNA-Strang entfernt. Da jedoch O^6-Methylguanin bevorzugt weiterhin mit Thymin (anstatt Cytosin) paart, wird erneut die falsche Base eingebaut mit der Konsequenz, daß die Reparatur nicht zum Abschluß geführt werden kann, was sehr wahrscheinlich ein Signal zum Absterben der Zelle auslöst (Abb. 11 B). Ein Defekt der Mismatch-Reparatur durch Mutationen in einem der beteiligten Gene (wie MSH2) führt folglich dazu, daß die Zelle trotz Anwesenheit von O^6-Methylguanin besser überlebt – allerdings auf Kosten einer Erhöhung der Mutationsfrequenz. In diesem Fall haben wir es folglich mit einer paradoxen

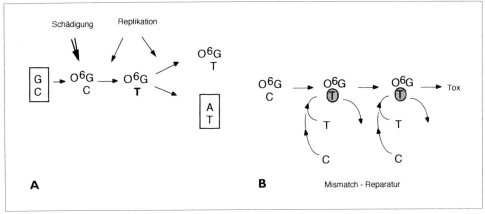

Abb. 11. Entstehung von Mutationen durch O^6-Methylguanin. Mutationen vom Typ GC → AT werden erzeugt. Die Fehlpaarung O^6G-T ist Substrat des Mismatch-Reparatursystems (**A**). Das exzisierte Thymin kann jedoch nicht immer durch Cytosin ersetzt werden, da O^6G ebenfalls Thymin als komplementäre Base akzeptiert. Wiederholte Zyklen der Mismatch-Reparatur führen zu genotoxischen («Tox») Wirkungen (**B**).

Situation zu tun: Der Ausfall eines Reparaturgens bewirkt Resistenz und einen erhöhten Mutationsdruck, was dazu führt, daß die mutierten Zellen besser überleben. Dies stellt sicherlich eine doppelt starke Triebkraft in Richtung Krebs dar.

Induzierbare zelluläre Schutzfunktionen

Die Einwirkung von Agenzien, die das Erbgut schädigen, führt zur Induktion zellulärer Funktionen, die protektiven Charakter haben. Diese induzierbaren zellulären Schutzfunktionen sind naturgemäß bei einer Suche nach körpereigenen, die Gesundheit erhaltenden und fördernden Kräften von besonderem Interesse; denn es lieg nahe anzunehmen, daß die Ausprägung von Schutzfunktionen Steuermechanismen unterliegt, die einer exogenen Beeinflussung zugänglich sind und mithin in «kritischen» Situationen gezielt aktiviert werden können. Abgesehen von der potentiellen salutogenetischen Bedeutung dieser Vorgänge handelt es sich um ein äußerst interessantes und aktuelles Forschungsgebiet, auf das im folgenden in der erforderlichen Kürze eingegangen werden soll.

Es ist sinnvoll, wenn wir uns zunächst die Reaktionen von Mikroorganismen, z. B. des Darmbewohners *E. coli*, auf genotoxischen Streß verdeutlichen, um einen Eindruck von der Komplexität des Geschehens zu erhalten [1]. Das Bakterium *E. coli* reagiert auf Streß mit der Induktion verschiedener Enzymsysteme (Abb. 12). Kommen Bakterienzellen zum Beispiel mit Agenzien in Kontakt, die die DNA-Synthese blockieren, sei es UV-Licht oder chemische

Schädigung der DNA induziert Abwehrfunktionen

Wie Darmbakterien reagieren

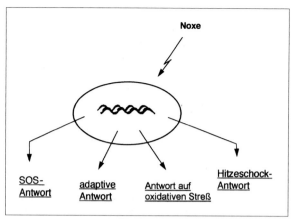

Abb. 12. Induzierbare Antworten des Bakterium *E. coli.*

Mutagene, so werden etwa 20 Gene aktiviert. Die im Zuge der sogenannten SOS-Antwort (SOS response) induzierten Genprodukte haben Schutzcharakter; sie bewirken Exzision von DNA-Schäden und Überwindung von Schäden während der DNA-Replikation. Bemerkenswerterweise sind jedoch einige der induzierten Gene essentiell für die Induktion von Mutationen (die Gene *umuDC*), woraus die wichtige Lektion folgt, daß Mutationen, z. B. durch UV-Licht in *E. coli* induziert, nicht zwangsläufig die Folge von DNA-Schädigung sind, sondern unter enzymatischer Vermittlung induzierter Genprodukte entstehen. Mutationen werden aktiv erzeugt! Die SOS-Antwort in Bakterien ermöglicht ein besseres Überleben der Population in genotoxischen Streßsituationen.

Die Einwirkung alkylierender Agenzien führt zur Induktion anderer Gene und Enzyme, die die Zellen resistent gegenüber Alkylantien machen. Das Schlüsselgen ist *ada*, das für die Synthese des bakteriellen Alkyltransferase-Reparaturproteins sorgt. Die adaptive Antwort (adaptive response) ist ein sehr effizientes System induzierter Gene zum Schutz vor der toxischen und mutagenen Wirkung von alkylierenden Chemikalien. Weitere induzierbare Systeme in *E. coli* sind die oxidative Streßantwort und die Hitzeschock-Antwort, auf die hier jedoch nicht weiter eingegangen werden soll.

Reaktion menschlicher Zellen

Die Existenz von induzierbaren Schutzfunktionen in Bakterien wirft die Frage auf, ob es ähnliche induzierbare Schutzsysteme, insbesondere SOS- und adaptive Antwort, in menschlichen Zellen gibt. Zellen der Maus, Ratte, des Hamsters und des Menschen, mit denen die meisten Untersuchungen durchgeführt worden sind, reagieren nach Einwirkung von genotoxischen Streßfaktoren (Mutagene, aber auch Tumorpromotoren) sowohl mit der Aktivierung präexistierender Proteine als auch der Induktion von Genen (Abb. 13) [zur Übersicht siehe 20]. Unter den aktivierten Proteinen sind Wachstumsfaktorrezeptoren (der EGF-Rezeptor), Enzyme, die durch Phosphorylierung die Aktivität anderer

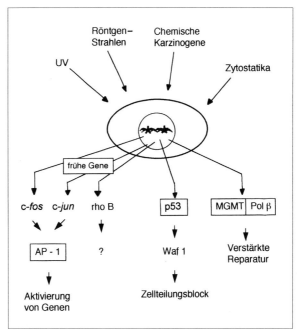

Abb. 13. Induzierbare zelluläre Funktionen in menschlichen Zellen. Expositionen, die die DNA schädigen, führen zur transkriptionellen Aktivierung «früher Gene». Zu diesen gehören c-*fos* und c-*jun*, die den Transkriptionsfaktor AP-1 bilden, der seinerseits die Aktivierung nachgeschalteter Gene bewirkt. Zu den spät aktivierten und über AP-1 regulierten Genen gehören solche, die protektive Proteine codieren, z. B. Metallothioneine, die Schwermetalle binden und als Radikalfänger fungieren. Auch Kollagenase, Gelatinase und Stromelysin, die bei der Gewebsregeneration wichtig sind, werden induziert. AP-1 spielt eine essentielle Rolle im Abwehrsystem der Zelle gegenüber genotoxischen Agenzien. Dies kann aus der Hypersensitivität von c-*fos* defizienten Zellen gegenüber UV-Licht und anderen Mutagenen geschlossen werden [23]. Die Funktion anderer früh induzierbarer Gene wie *rhoB* [29] ist derzeit nicht bekannt. Die Induktion von Reparaturgenen (MGMT und Polymerase β) führt zur Verstärkung der Reparatur und hat Einfluß auf den Resistenzstatus von Zellen gegenüber alkylierenden Mutagenen. Genotoxische Agenzien induzieren das Tumorsuppressor-Protein p53, das als Transkriptionsfaktor über das Gen Waf 1 in die Zellzyklusregulation nach DNA-Schädigung eingreift.

Proteine regulieren (Kinasen) und DNA-Bindungsproteine, die als Transkriptionsfaktoren fungieren (p53, c-*fos*, c-*jun*) oder andere Proteine modifizieren (z. B. das Enzym PARP, das durch DNA-Brüche angeregt wird, sich selbst und andere Proteine zu ribosylieren). Die Aktivierung von Kinasen nach genotoxischem Streß erfolgt relativ schnell; sie geht der Induktion «früher» Gene voraus, die innerhalb 5–30 min nach Zellschädigung erfolgt.

Zu den frühen induzierten Genen gehören die Gene der *fos*- und *jun*-Familie (c-*fos*, c-*jun*, *jun* B, *jun* D), das Gen *rho* B und p21 (Abb. 13). *Fos*- und *jun*-Proteine bilden den Transkriptionsfaktor AP-1 (ein Dimer bestehend aus

Onkogene werden verstärkt exprimiert

Fos/Jun oder Jun/Jun), der, wenn er in erhöhter Menge in der Zelle vorliegt, die Induktion weiterer Gene bewirkt [21]. Zu den verzögert in erhöhter Menge exprimierten Genen gehören z. B. die der Kollagenase, Gelatinase, des Stromelysins und der Metallothioneine. Schon durch geringe Dosen an ultraviolettem Licht, erhalten während eines Sonnenbads im Freien oder im Solarium (durch den UV-B-Anteil), können in der menschlichen Haut Kollagenase und andere Metalloproteasen induziert werden, die wahrscheinlich bei der Gewebsregeneration nach Sonnenexposition der Haut eine Rolle spielen und, bei übermäßiger Exposition, zum kutanen Altern beitragen können [22].

Auch Reparaturgene können induziert werden

Unter den verzögert induzierten Genen befinden sich nach derzeitigem Kenntnisstand mindestens zwei DNA-Reparaturgene: das Alkyltransferase-(MGMT)- und das Polymerase-β-Gen. Die Alkyltransferase ist insbesondere in Leberzellen durch eine Reihe von Streßfaktoren induzierbar, die die DNA schädigen. Hierzu zählen Röntgenstrahlen, UV-Licht und alkylierende Verbindungen [11, 28].

Induktion von *fos* und p53 ist Teil des Schutzsystems der Zelle

Die Induktion von Genen hat Schutzcharakter. Dies mag an einigen Beispielen illustriert werden. Zellen, die kein c-*fos*-Protein exprimieren können, da das c-*fos*-Gen durch Insertionsmutagenese inaktiviert ist (knockouts), reagieren verstärkt empfindlich auf UV-Licht und chemische Mutagene [23]. Die Hypersensitivität von c-*fos*-defizienten Zellen bezieht sich sowohl auf die toxische als auch mutagene Wirkungen der DNA-schädigenden Expositionen. Offenbar ist die Induktion von c-*fos* und c-*jun* essentiell im Schadensabwehrsystem der Zelle.

Ähnlich verhält es sich mit dem Tumorsuppressor-Protein p53. Das Protein akkumuliert in der Zelle nach genotoxischer Exposition und bewirkt über die Induktion von Genen (z. B. p21) einen Zellzyklusstopp (Abb. 14). Dieser induzierte Block des Eintretens von Zellen in die S-Phase ist durchaus sinnvoll; denn er bewirkt, daß DNA-Schäden repariert werden, bevor sie über die DNA-Replikation zu Mutationen führen [24, 25]. Interessanterweise hat die Induktion von p53 einen weiteren Aspekt; sie kann den Vorgang des programmierten Zelltodes, der Apoptose, einleiten [26]. Apoptose wird induziert, wenn die Menge an p53 in der Zelle besonders hoch ist, d. h. bei besonders starker DNA-Schädigung. Man kann dies als einen biologischen Mechanismus auffassen, der bewirkt, daß übermäßig stark geschädigte Zellen, die nicht mehr effizient reparierbar sind, aus dem Geweberverband beseitigt werden. Zellen, die kein p53 oder mutiertes p53 exprimieren, überleben folglich besser und weisen zudem noch erhöhte Mutationsfrequenzen auf. Die Tatsache, daß in p53-mutierten Zellen nach Mutagenexposition (z. B. Röntgenstrahlung) die geschädigten und Mutationen in anderen Genen tragenden Zellen besser überleben, stellt sicher eine starke Triebkraft in Richtung maligne Entartung der Zelle dar. Tatsächlich weisen etwa 50% aller Tumoren kein oder mutiertes p53-Protein auf, was diese Hypothese stark unterstützt. p53 wie auch *fos* und jun wirken nach ihrer Induktion protektiv, indem sie die Zellzyklusprogression nach Zellschädigung regulieren. Sie können daher als «Wächter» des Genoms bezeichnet werden. Diese übernehmen an kritischen Stellen im Zellzyklus (cell cycle checkpoints) wichtige regulatorische Funktionen nach Genomschädigungen. Eine direkte Funktion

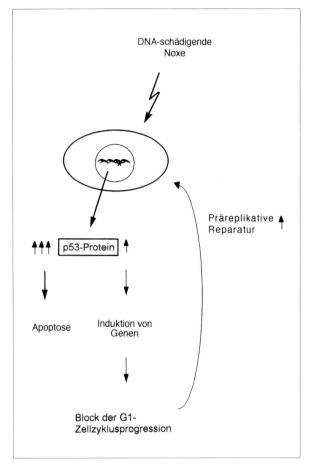

Abb. 14. Modell der protektiven Wirkung von p53. Block der Zellzyklusprogression in der G1/S-Phase erhöht die Chancen zur präreplikativen Reparatur potentiell toxischer und mutagener DNA-Schäden. p53 ist sowohl in der Zellzyklusblockade nach DNA-Schädigung wie auch der Induktion von Apoptose involviert. Bei starker DNA-Schädigung wird so viel p53 akkumuliert, daß das Signal zur Apoptose ausgelöst wird: Die Zelle stirbt ab.

bei der DNA-Reparatur besitzen sie nicht, wohl aber ist nicht auszuschließen, daß sie bei der Regulation von Reparaturgenen beteiligt sind.

Die Induktion von Reparaturgenen ist bei Bakterien ein besonders wichtiger Teil des Schutzsystems. Daß dies bei Säugerzellen auch der Fall ist, konnte durch Untersuchungen an der Alkyltransferase gezeigt werden. Die Induktion dieses Reparaturgens bewirkt durch Bereitstellung einer erhöhten Menge an Alkyltransferase pro Zelle verstärkte Reparatur von O^6-Alkylguanin und damit besseres Überleben und eine Verringerung der Frequenz an Mutationen [11]. Da verstärkte Expression der Alkyltransferase in transgenen Tieren diese auch vor der Tumorbildung schützt, kann die induzierte Expression dieses Repara-

Induktion der Alkyltransferase bewirkt Resistenz gegenüber alkylierenden Karzinogenen

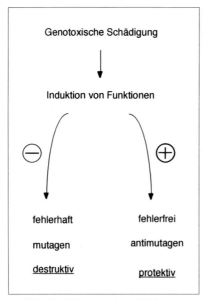

Abb. 15. Salutogenetische Maßnahmen sollten darauf ausgerichtet sein, die protektiv wirkenden zellulären Vorgänge zu fördern und die destruktiven Mechanismen zu hemmen.

turgens als wichtiger zellulärer Mechanismus, der der Tumorbildung entgegenwirkt, verstanden werden.

Wir wissen derzeit nicht sicher, ob unter den induzierten zellulären Mechanismen in Säugerzellen auch solche sind, die analog zur SOS-Antwort in Bakterien «fehlerhaft» wirken und für die Induktion von Mutationen verantwortlich sind. Aus salutogenetischer Sicht wären Maßnahmen von besonderem Interesse, die darauf gerichtet sind, die protektiven Vorgänge zu stärken und hemmend auf die fehlerhaft wirkenden, mutagenen Vorgänge Einfluß nehmen (Abb. 15).

Schlußbetrachtungen

Das pathogenetische Prinzip der Entstehung von Krankheiten, die eine genetische Grundlage haben, geht davon aus, daß endogene und exogene Noxen DNA-Schäden bewirken, welche zu Mutationen führen, die ihrerseits verantwortlich sind für mannigfache Stoffwechselstörungen und Krebs. Dieser fatalen Ereigniskette sind wir nicht schutzlos und zwangsläufig ausgesetzt. Es gibt Protektionsmechanismen, die unsere Zellen vor der Entstehung von DNA-Schäden schützen (Abb. 16). Einen besonderen Stellenwert hat hierbei die DNA-Reparatur, durch die der Ausgangszustand in der DNA wiederhergestellt wird. DNA-Reparatur ist ein auf die Gesunderhaltung der Zelle und des Organismus gerichteter Prozeß und somit salutogenetisch von besonderer

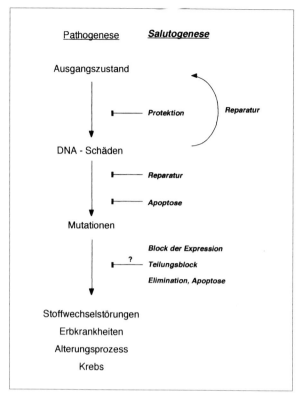

Abb. 16. Salutogenetische Mechanismen, die der Entstehung von Krankheiten auf genetischer Grundlage entgegenwirken. Protektionsmechanismen (z. B. Glutathion, Peroxidase, Vitamin C) können die Induktion von DNA-Schäden verhindern. Präreplikative Reparatur führt zur Verminderung von Mutationen, ebenso postreplikative Reparatur und Apoptose stark geschädigter (irreparabler) Zellen. Die Ausprägung von Mutationen kann zumindest theoretisch gehemmt werden durch Block der Expression des mutierten Gens, durch Hemmung der Proliferation geschädigter oder Apoptose mutierter Zellen.

Bedeutung. Ein weiterer Vorgang, der aus der Sicht der Salutogenese Beachtung verdient, ist die Apoptose. Beide Vorgänge, Reparatur und der programmierte Tod von übermäßig stark geschädigten und irreparablen Zellen, wirken der Pathogenese entgegen und stellen Selbstheilungskräfte des Körpers dar, die wir in ihrer Komplexität beginnen zu verstehen. Das trifft auch auf induzierbare zelluläre Mechanismen zu, die protektive Funktion haben. Hierzu gehören Zellzyklus-regulierende Faktoren wie auch Reparaturproteine. Mit der Kenntnis dieser Vorgänge wird es möglich sein, gezielt Einfluß auf sie zu nehmen in der Absicht, das zelluläre Schutzsystem gegenüber genetischen Schädigungen wann immer es angebracht ist, sei es in «natürlichen», hausgemachten Streßsituationen (z. B. Sonnenbad) oder bei einem notwendigen Einsatz von Tumortherapeutika, zu aktivieren.

Förderung von Selbstheilungskräften

Zusammenfassung

Viele Krankheiten haben eine genetische Grundlage und werden ausgelöst durch Schäden des Erbguts, der DNA. Diese entstehen immer wieder spontan und durch mannigfache exogene Einwirkungen wie Sonnenlicht, ionisierende Strahlung und chemische Karzinogene, die in Nahrungs- und Genußmitteln enthalten sind sowie auf Arbeitsplatzexpositionen zurückgehen. DNA-Schäden werden durch das zelluläre Reparatursystem entfernt, wodurch die genomische Integrität aufrechterhalten wird. DNA-Reparatur ist ein für die Gesunderhaltung des menschlichen Organismus essentieller Vorgang. Enzymatische DNA-Reparatur wird ergänzt durch induzierbare zelluläre Schutzsysteme gegenüber genotoxischem Streß. Defekte in der Reparatur und der induzierbaren Signaltransduktion führen zu Hypersensibilitäten gegenüber genotoxischen Expositionen und sind häufig mit einer Prädisposition zur Tumorentwicklung verbunden. DNA-Reparaturvorgänge liefern ein eindrucksvolles Beispiel für die Selbstheilungskräfte des Körpers. Diese zu erhalten und zu unterstützen ist die praktische Konzequenz eines Salutogenesekonzeptes, das sich an molekularbiologischen Erkenntnissen orientiert. Doch Salutogenese im Kontext mit DNA-Reparatur sollte weitergefaßt sein: Salutogenetische Maßnahmen sollten darauf gerichtet sein, DNA-Schäden zu vermeiden (Prophylaxe), DNA-Reparaturdefekte und durch deren Nachweis die für genetisch determinierten Krankheiten prädisponierten Personen zu erkennen (Monitoring), Einflüsse, die protektive Funktionen hemmen, zu eliminieren und DNA-Reparatur insbesondere in Streßsituationen (z. B. bei der Tumortherapie) zu stimulieren (adjuvante Maßnahmen). Durch Transfer von DNA-Reparaturgenen in Zellen mit geringer Reparaturkapazität ansonsten «gesunder» Personen wird es in Zukunft möglich sein, die Selbstheilungskräfte des Körpers zu stärken und tumorigenen Expositionen besser standzuhalten (kurative Prophylaxe).

Salutogenetische Maßnahmen

Literatur

1 Friedberg EC, Walker GC, Siede W: DNA Repair and Mutagenesis. Washington, ASM Press, 1995.

2 Kaina B: Mechanismen der DNA-Reparatur und der Mutagenese; in Fahrig R (Hrsg) Mutationsforschung und Genetische Toxikologie. Darmstadt, Wissenschaftliche Buchgesellschaft, 1993.

3 Beranek DT: Distribution of methyl and ethyl adducts following alkylation with monofunctional alkylating agents. Mutat Res 1990; 231: 11–30.

4 Mitra S, Kaina B: Regulation of repair of alkylation damage in mammalian genomes. Prog Nucleic Acid Res Mol Biol, 1993; 44:109–142.

5 Kaina B, Fritz G, Coquerelle T: Contribution of O^6-alkylguanine and N-alkylpurines to the formation of sister chromatid exchanges, chromosomal aberrations, and gene mutations; New insights gained from studies of genetically engineered mammalian cell lines. Environ Mol Mutagen, 1993; 22: 283–292.

6 Kaina B, Fritz G, Mitra S, Coquerelle T: Transfection and expression of human O^6-methylguanine-DNA methyltransferase (MGMT) cDNA in Chinese hamster cells; the role of MGMT in protection against the genotoxic effects of alkylating agents. Carcinogenesis 1991; 12: 1857–1867.

7 Nakatsuru Y: O^6-methylguanine-DNA methyltransferase protects against nitrosamin-induced hepatocarcinogenesis. Proc Natl Acad Sci USA 1993; 90: 6468–6472.

8 Becker K, Dosch J, Gregel CM, Martin BA, Kaina B: Targeted expression of human O^6-methylguanine-DNA methyltransferase (MGMT) in transgenic mice protects against tumor initiation in two-stage skin carcinogenesis. Cancer Res 1996; 56: 3244–3249.

9 Preuss I, Thust R, Kaina B: Protective effect of O^6-methylguanine-DNA methyltransferase (MGMT) on the cytotoxic and recombinogenic activity of different antineoplastic drugs. Int J Cancer 1996; 65: 505–512.

10 Pegg AE, Dolan ME, Moschel RC: Structive, function, and inhibition of O^6-alkylguanine-DNA alkyltransferase. Prog Nucleic Acid Res Mol Biol 1995; 51: 167–222.

11 Fritz G, Tano K, Mitra S, Kaina B: Inducibility of the DNA repair gene encoding O^6-methylguanine-DNA methyltransferase in mammalian cells by DNA-damaging treatments. Mol Biol Cell 1991; 11: 4660–4668.

12 Engelward BP, Dreslin A, Christensen J, Huszar D, Kurahara C, Samson L: Repair-deficient 3-methyl-adenine DNA glycosylase homozygous mutant mouse cells have increased sensitivity to alkylation-induced chromosome damage and cell killing. EMBO J 1996; 15: 945–952.

13 Ibeanu G, Hartenstein B, Dunn WC, Chang L-Y, Hofmann E, Coquerelle T, Mitra S, Kaina B: Overexpression of human DNA repair proteine N-methylpurine-DNA glycosylase result in the increased removal of N-methylpurines in DNA without a concomitant increase in resistance to alkylating agents in Chinese hamster ovary cells. Carcinogenesis 1992; 13: 1989–1995.

14 Venema J, Mullenders LHF, Natarajan AT, van Zeeland AA, Mayne LV: The genetic defect in Cockayne syndrome is associated with a defect in repair of UV-induced DNA damage in transcriptionally active DNA. Proc Natl Acad Sci USA 1990; 87:4707–4711.

15 Mellon I, Spivak G, Hanawalt PC: Selective removal of transcription-blocking DNA damage from the transcribed strand of the mammalian DHFR gene. Cell 1987; 51: 241–249.

16 Cohen MM, Levy HP: Chromosome instability syndromes. Adv Hum Genet 1989; 19: 43–149.

17 Modrich P: Mismatch repair, genetic stability and cancer. Science 1994; 266: 1959–1960.

18 Fritz G, Dosch J, Thielmann HW, Kaina B: Molecular and cellular characterization of Mex⁻/methylation-resistant phenotype. J Biol Chem 1993; 268: 21102–21112.

19 Karran P, Bignami M: DNA damage tolerance, mismatch repair and genome instability. Bioessay 1994; 16: 833–839.

20 Herrlich P, Ponta H, Rahmsdorf HJ: DNA damage-induced gene expression: Signal transduction and relation to growth factor signaling. Rev Physiol Biochem Pharmacol 1992; 119: 187–223.

21 Angel P, Karin M: The role of Jun, Fos and the AP-1 complex in cell proliferation and transformation. Biochim Biophys Acta 1991; 1072: 129–157.

22 Fisher GM, Datta SC, Talwar HS, Wang ZQ, Varani J, Kang S, Voorhees JJ: Molecular basis of sun-induced premature skin ageing and retinoid antagonism. Nature 1996; 379: 335–339.

23 Haas S, Kaina B: c-Fos is involved in the cellular defence against the genotoxic effect of UV radiation. Carcinogenesis 1995; 16: 985–991.

24 Kastan MB, Onyekwere O, Sidransky D, Vogelstein B, Craig RW: Participation of p53 protein in the cellular response to DNA damage. Cancer Res 1991; 51: 6304–6311.

25 Zhan Q, Carrier F, Fornace A: Induction of cellular p53 activity by DNA-damaging agents and growth arrest. Mol Biol Cell 1993; 13: 4242–4250.

26 White E: Death-defying acts: A meeting review on apoptosis. Genes Dev 1993; 7: 2277–2284.

27 Grombacher T, Mitra S, Kaina B: Induction of the alkyltransferase (MGMT) gene by DNA damaging agents and the glucocorticoid dexamethasone and comparison with the response of base excision repair genes. Carcinogenesis 1996; 17: in press.

28 Fritz G, Kaina B: Stress factors affecting expression of O^6-methylguanine-DNA methyltransferase mRNA in rat hepatoma cells. Biochem Biophys Acta 1992; 171: 35–40.

29 Fritz G, Kaina B, Aktories K: The ras-related small GTP-binding protein rhoB is immediate-early inducible by DNA damaging treatments. J Biol Chem 1995; 25172–25177.

Prof. Dr. rer. nat. Bernd Kaina, Abteilung für Angewandte Toxikologie, Fachbereich Medizin, Johannes-Gutenberg-Universität Mainz, Obere Zahlbacher Straße 67, D-55131 Mainz (Deutschland)

Bartsch HH, Bengel J (Hrsg): Salutogenese in der Onkologie. Basel, Karger, 1997, pp 74–81

Das Prinzip Gesundheit – historisch gesehen

Heinrich Schipperges

Institut für Geschichte der Medizin, Universität Heidelberg

Als Immanuel Kant, der große deutsche Philosoph aus dem russischen Kaliningrad, in die Preußische Akademie der Wissenschaften aufgenommen wurde, da wurde er – gerade fünfzig Jahre alt – begrüßt mit «Ehrwürdiger Greis»! Niemals würde ich es wagen, einen analogen Vergleich hier auch nur anzudeuten. Heute steht man mit «sechzig» noch auf der Höhe der Zeit, der eigenen wie der allgemeinen, beginnt – gleichsam auf der Akme des Lebens sich umschauend – statt Rückblick eher Ausschau zu halten.

Mit dem Rückblick zum Thema «Prinzip Gesundheit» sei mir, als einem Historiker der Medizin, auch eine kleine Ausschau gestattet, zumal ein Historiker ja immer so etwas sein sollte wie «ein rückwärtsgekehrter Prophet» (Schlegel).

Gesundheitsbegriff

Gesundheit, ja, was ist das denn eigentlich? Welche Gesundheit meinen wie überhaupt? Gesundheit – wie geht das, wie macht man das, wo bekommt man das? Gesundes Sein, läßt sich das schematisieren, katalogisieren, verwissenschaftlichen? Und vor allem – ist solche Gesundheit überhaupt noch eine Sache der Medizin? Medizin, das ist doch ganz selbstverständlich das Wissen vom kranken Menschen und die Wissenschaft von den Heilungsmaßnahmen in körperlicher wie seelischer Sicht. Die moderne Medizin, sie fühlt sich erst auf ihren wissenschaftlichen Fundamenten ganz sicher, und sie ist sicherlich auch nur durch die Elemente ihrer Verwissenschaftlichung so erfolgreich geworden. Daran wird kein vernünftiger Mensch mehr zweifeln wollen – aber: die Medizin, diese unsere Medizin, nun auch noch eine Wissenschaft von der Gesundheit?

Was wissen wir denn wirklich vom gesunden Leben? Was wissen gerade die Natur-Wissenschaften von der so urwüchsigen Natur des Menschen, mit der wir auf die Welt kommen, in der Regel gesund, einer Natur, die uns so unglaublich sicher trägt und treu begleitet durchs ganze Leben, die uns hält und hütet bis zum letzten Atemzug? Und rechnen wir nicht im Grunde genommen auch all die Schwierigkeiten und Störungen, alle Notstände und Krisen, all diese kleinen unscheinbaren Molesten des gewöhnlichen Alltags, rechnen wir das alles nicht auch noch – und sicherlich mit Recht – zu einem ganz normalen Leben?

Wir sollten dieses beharrliche Fragen nach dem Prinzip Gesundheit gleichwohl nicht vorzeitig auf sich beruhen lassen, zumal die Medizin seit Jahrtausenden selbstverständlich Heil-Kunde war und damit das fachkundige Wissen um das Gesunde, eine Heilkunde, die sich ihrer Theorie nach als Gesundheitslehre, als Hygiene, verstand und die sich in der Praxis immer auch zu äußern vermochte als präventive Lebensführung, als diätetische Lebensordnung.

Und damit sind wir schon etwas näher am Thema! Gesundheit – an Leib und Geist und Seele –, das kann doch immer nur die Gesundheit des ganzen Menschen meinen: daß es uns rundum wohl ist, daß es gut geht, an nichts uns fehlt! Und es wäre schon verhängnisvoll, würden wir annehmen, es gäbe so etwas wie eine Gesundheit des Leibes, zu der nur noch die Gesundheit der Seele treten müßte, damit wir komplett wären, damit wir ganz und gar als normal gelten! Und es scheint mir kein Zufall, daß auch Goethe, der lebenslang Leidende, so häufig von einer «vollständigen Gesundheit» sprach, am ehesten verwandt noch mit dem arabischen «salam», dem rundum Wohl-Sein, jener «integra vita» der Scholastiker, was Paracelsus noch übersetzen konnte mit «Gesunde und Gänze».

Wir sind uns dabei durchaus bewußt, daß wir bis zum heutigen Tage nicht einmal eine verbindliche Definition für «Gesundheit» haben. Und so erklärt sich vielleicht auch, daß die Medizin als Heiltechnik immer eindeutiger in Fragen der Gesundheit ins Abseits gedrängt wurde, um alle diese so wichtigen Lebensfragen und bedeutenden Kulturfelder, auch und gerade im Alltag, den Lebensreformern und Gesundheitsaposteln zu überlassen. Es ist aber auch nicht von ungefähr, daß gerade hier die offenen Fragenfelder wieder auftauchen, die immer herausfordernder Erzieher wie Ärzte, Politiker und auch die Theologen zu faszinieren beginnen. Ist es doch weniger die Frage «gesund woher» als die Frage «gesund wozu», die uns bedrängt und die Frage nach gesunder Existenz zur Frage nach dem Sinn von Leben werden läßt.

Mit dieser mehr fragenden als informierenden Einstimmung sind wir nun schon mitten im Thema, jenem Prinzip Gesundheit, dem ich nun nachgehen sollte, um einmal zu zeigen, was da historisch zu sehen ist. Ich möchte mich bei dieser notgedrungen knappen Übersicht auf vier Bereiche beschränken: 1. auf grundlegende Prinzipien der griechisch-arabischen Heilkunde; 2. auf wesentliche Leitbilder der Gesundheit im christlichen Mittelalter; 3. auf Gesundheitsprogramme der europäischen Aufklärung, um dann 4. auch einige Prinzipien einer möglichen Heilkunde und Heilkultur für die Welt von morgen wenigstens anzuleuchten.

Prinzipien der griechisch-arabischen Heilkunde

Wenn hier vom Prinzip Gesundheit – ihrem «principium», ihrer «arche» – die Rede sein soll, dann sehen wir uns zunächst einmal auf einige grundlegende Gedankengänge der antiken Heilkunst verwiesen, wie sie ihren klassischen Ausdruck im «Corpus Hippocraticum» fanden. Im Spiel der elementaren Säfte und

Kräfte kreist hier die Medizin um das jeweilige Fließgleichgewicht des Organismus, um auszugleichen oder zu regulieren. Die Medizin ist gleichsam eine Proportionskunde und von daher der Musik so sehr verwandt. Sie erfaßt alle Mißstimmungen und bringt sie über eine Konsonierung zur Harmonie. Der Arzt ist der Moderator, der Maß nimmt, Maß hält und dann auch Maßstäbe setzt. Er gleicht die Verluste wieder aus, kennt Mitte und Maß, und er weiß um die Grenzen. Hippokrates nennt ihn daher den «kybernetes», den Steuermann einer humanen Lebensführung. Er hat nicht den Wind zu liefern und ist auch nicht für das Meer verantwortlich, aber steuern, das kann er, mit klugem Verstand und behutsamer Hand.

Mit diesem in der großen Natur verankerten Spiel der Elemente und Säfte und Temperamente haben wir die Hieroglyphe einer viertausendjährigen Überlieferung vor uns, die nicht nur die Kosmologien der Antike und des Mittelalters geprägt hat, sondern als abgesunkenes Kulturgut weiterlebt bis in die Sprache des Alltags hinein. Diese Elemente, diese Prinzipien, sie liefern uns eine wahrhaft universelle Weltschematik, in der wir den Makrokosmos ebenso verstehen lernen wie den Mikrokosmos, das Makroskopische wie das Mikroskopische – und dann im Menschen einen vollen Endokosmos und Mesokosmos leibhaftiger Wirklichkeit.

Bereits im arabischen Mittelalter wird aus diesen physiologischen Grundbedingungen der Lebensordnung ein breites Spektrum hygienischer Lebenskultivierung entfaltet. Grundbegriffe diätetischer Lebensführung sind «symmetria» (i'tidal) als leiblich-seelische Ausgewogenheit und «harmotton» (muwāfiq) als das Passende und jeder Lage Angemessene. Aus diesem Maß versteht sich die «Richtigkeit» (sihha), und damit auch Legitimation der so unentbehrlichen Medizin. Nicht von ungefähr wird dem Propheten das Wort von den beiden einzigen Wissenschaften in den Mund gelegt: der Heils-Kunde und der Heil-Kunde. Nur so verstehen wir den durchaus physiologischen Grundbegriff «salam», von dem sich «islam» herleitet, als das Heile und Ganze, die «integritas», die «Gesunde und Gänze», wie Paracelsus das nannte, der vielleicht als Letzter noch Welt und Mensch als eine Ganzheit verstand und nur so auch sagen konnte: «Also ist der Mensch sein eigen Arzt. Denn so er der Natur hilft, so schenkt sie ihm also zu eigen seinen Garten zu eigener Kultivierung. Denn wenn wir nur gründlich genug den Dingen nachdenken, so ist die Natur unser Arzt».

Leitbilder der Gesundheit im christlichen Mittelalter

Mit Paracelsus sind wir schon weit in die abendländische Heilkunde vorgedrungen, und mit ihm sollten wir uns erinnern dürfen an die Wurzeln europäischer Kultur. In dem wohl ältesten Traktat der europäischen Medizin, dem Lorscher Kodex (um 800) lesen wir den erstaunlichen Passus: «Gar heilsam (salubris) kann eine Krankheit sein, wenn sie das Herz des Menschen in seiner Verhärtung aufbricht, und sehr gefährlich (valde perniciosa) ist eine Gesundheit, wenn sie den Menschen nur dazu verführt, weiter seinen Lüsten zu frönen in seinem unseligen Trott».

Ein erstaunlicher Satz! Das ist nicht mehr der Geist der klassischen Antike; hier ist ein neues Moment, ein völlig anderes Prinzip, eine ganz neue Dimension hinzugekommen. Hier stehen wir an den Anfängen der Mönchsmedizin, auf deren Höhe und als deren Blüte wir dann im 12. Jahrhundert der heiligen Hildegard von Bingen begegnen, in deren Heilkunde die Prinzipien der antiken «techne therapeutike» ein so elegantes Bündnis eingehen konnten mit der christlichen «humanitas» und «charitas».

Wie in einem riesigen Koordinatensystem erscheint in Hildegards Weltbild der Mensch in einem dreifach gegliederten Bezug. Da ist der Mensch – erstens – Werk aus Gottes Hand (opus Dei), geschaffen und geworden, kein Produkt des Zufalls oder der Evolution und schon gar nicht der Zigeuner am Rande des Universums. Der Mensch ist aber auch – zweitens – nie allein oder an und für sich da, qua Mensch als solcher; einer verwirklicht sich vielmehr erst am anderen und im anderen (opus alterum per alterum). Und – drittens – ist der Mensch nicht um seiner selbst willen da oder um das Heil seiner Seele zu wirken; er hat seine Aufgabe in der Welt da draußen, hat ein Amt an der Welt (opus cum creatura).

Diese anthropologische Konfiguration ist wiederum nur zu verstehen aus ihrer kosmologischen Fundierung und einer eschatologischen Orientierung: aus dem ursprünglichen Wohlstand des Menschen (constitutio), seinem jetzigen Not- und Mißstand (destitutio) und seiner Anlage auf Heil (restitutio), aus der Physiologie also, der Pathologie und jener Therapie, die der heiligen Hildegard als Ärztin so sehr am Herzen lag.

Dem heilsbegierigen Kranken aber kommt der Arzt in erster Linie nicht mit Heilmitteln entgegen, sondern mit der Barmherzigkeit. Das Ethos des Arztes liegt hier nicht im Sanieren, im Heilmachen um jeden Preis, sondern in jener «misericordia», die einer für den anderen aufzubringen bereit ist. Barmherzigkeit wendet sich ja immerzu hin zum anderen Menschen; sie leidet mit den Elenden (miseriis compatiens); sie verhält sich wie der Samaritaner (imitans Samaritanum); sie verkörpert die Mitmenschlichkeit (cooperiens hominem).

In einer solchen Haltung aber ist das Verhältnis des Menschen zur Welt eben kein technisches, sondern eher ein poetisches, ein zutiefst musisches Verhalten, ein Habitus. Und so ist auch Gesundheit kein Zustand, und nicht einmal ein Ziel, sondern eine «habitualis dispositio», eine Disposition zur inneren Ordnung, wie Thomas von Aquin sagt, verursacht durch ein inneres Gleichgewicht, einen inneren Rhythmus. Solche Dispositionen aber seien, sagt Thomas, «nicht zufällig vorhanden, sie entspringen vielmehr der Natur, so wie Gesundheit und Schönheit und ähnliches».

Gesundheitsprogramme der europäischen Aufklärung

Dieses schon großartige Konzept einer den Menschen wie auch seine Umwelt, Mitwelt und Inwelt umfassenden Lebenskunde und Heilkunst ist zum letzten Mal von den großen Ärzten der Goethe-Zeit – man denke nur an Hufeland oder Feuchtersleben – gesehen worden. Mit den praktischen Lebensregeln einer überlieferten Lebensordnung fand es eine neue theoretische Begründung in der längst noch nicht erschlossenen romantischen Naturphilosophie, womit wir bereits vorgestoßen sind in die Gesundheitsprogramme der europäischen Aufklärung.

Hier war es vor allem der jungen Leibniz, dem bereits eine «Medizin von sozusagen vorsorgender Art» vorschwebte, eine Heilkunde, in welcher Gesundheitsschutz den gleichen Rang hatte wie Krankenversorgung, wo die «defensiva» so wichtig waren wie die «curativa», wo die Ärzte noch schwören konnten – wie im Eid des Hippokrates – bei Panakeia, der Göttin der Arzneimittel, und bei Hygieia, der Göttin der Gesundheit. Hier haben wir es noch einmal mit dem
Integrale Medizin
Konzept einer Integralen Medizin zu tun, einer Heilkunde, die Gesundheit wie Krankheit umfaßt und die als eine alle Lebensbereiche umfassende «medicina privata» dann auch ausgreifen konnte auf die «salus publica», die öffentliche Wohlfahrt, ein wirkliches Gesundheitswesen.

In imponierender Breite ausgeführt aber wurden diese Programme von der sogenannten Hausväter-Literatur, die eine volle Systematik der Gesundheits-Ökonomik aufzubauen in der Lage war, wobei ich daran erinnern darf, daß der Begriff der «oikonomia» als Haushaltung des Leibes noch ein rein medizinischer Terminus technicus war, wie auch die Physiologie noch in Zedlers Universallexikon als «oeconomia animalis» auftaucht, die Pathologie als Verlust der Binnenökonomik aufgefaßt wurde und die Hygiene als «Wirtschaftslehre von der Gesundheit» (so bei Max von Pettenkofer) erscheint.

Im Mittelpunkt dieser Haushaltung stand der Rhythmus: das Atem als rein
Diätetik
ausgetauschter Weltinnenraum, in dem ich mich rhythmisch ereigne, die Rhythmik von Bewegung und Ruhe, von Schlafen und Wachen, die Kultur von Speise und Trank wie auch von Leidenschaften und auch Freudenschaften, alles in allem: Eubiotik, Orthobiotik, Makrobiotik und auch Kalobiotik, ausgerichtet auf die große Kunst, das Leben nicht nur zu verlängern, sondern auch zu bereichern, zu verdichten, zu verschönern – und allein dadurch sinnvoll zu machen.

Diese so großzügige Architektonik der älteren Heilkunde, im vollen Kontext mit der Kultur jeder Epoche, durchgebildet mit allen Phänomenen der Natur, der Geschichte, der Gesellschaft, sie hätte hier noch einmal Gelegenheit gehabt, zum bildenden Ferment einer wirklichen Heilkultur zu werden, in jenem durchaus physiologischen Bildungsprozeß, wie er in der griechischen Paideia grundgelegt war, wie er in so eleganter Manier im Typus des arabischen Arztphilosophen realisiert schien, wie er den Ärzten der Goethe-Zeit noch vorschwebte, wo die Medizin die «Elementarwissenschaft eines jeden gebildeten Menschen» sein sollte, wie er jeder humanisierenden Lebensstilisierung so selbstverständlich innewohnt.

Daß die europäische Medizin diese Chance nicht zu nutzen verstand und somit nicht in die kulturellen Großräume des modernen Bewußtseins vorstoßen konnte, das lag nicht allein am Formalismus dieser Naturphilosophie, sondern eher daran, daß sie die formale Durchdringung der Realien dieser Welt nicht zu leisten vermochte, wie dies ja auch unserem eigenen Zeitalter bei all seiner

Kunst und Wissenschaft angesichts der Phänomene der Technik und ihrer künstlichen Welten nicht gelungen ist.

Prinzipien einer Heilkunde für die Welt von morgen

Und damit sind wir nun endlich bei den Prinzipien einer Heilkunde für die Welt von morgen, einer gesunden Welt, angekommen. Wie sieht das aus? Nun: Wir kommen in der Regel alle gesund auf die Welt und werden unterwegs erst gekränkt und krank gemacht. Wir erfahren dabei aber auch, daß gesundes Sein nur zu einem Teil genetisch fixiert ist. Der Rest muß errungen und erhalten werden. Auf dem Ozean der Natur im Strudel der Zeit hat der Mensch erst unterwegs das Steuer in die Hand bekommen, um nun sein Schiff während der Fahrt zu halten oder auch zu reparieren. Das ist es, was die Sache so riskant macht.

Als eine physiologische Frühgeburt fällt der Mensch – bei aller Sicherheit des genetischen Erbgutes – von Beginn an in ein labiles äußeres wie inneres Milieu. Er lebt im Grunde nur aus der Konstante des ersten Bildungsjahres seines eigentlichen Daseins. Der Rest ist Manipulation: ein bißchen Orthopädie des aufrechten Ganges, ein wenig Sprachbildung und Kindergarten, das bißchen Schulzwang und Militärpflicht – und schon soll es fertig sein, das «nicht festgestellte Tier»!

Und dann kommt es doch wieder – in der Mitte eines reifenden, eines sich rundenden, eines gesunden Lebens – auf das Ganze an, auf die Fülle jenes Lebens, von welchem der barocke Dichter Logau singt: «Wer am Leibe nicht Gebrechen / im Gemüte Lüste fund / Dieser kann sich billig rühmen, / daß er völlig sei gesund».

Es wird uns dabei aber auch immer deutlicher bewußt, daß wir es bei «gesund» oder «krank» nicht mit definierbaren Zuständen zu tun haben, mit wissenschaftlichen Kategorien oder Begriffen, sondern mit sehr persönlichen Erwartungen, Einstellungen, Verhaltensweisen, einem Habitus, auf den wir uns einzurichten, mit dem wir – im Konsens einer Gemeinschaft – umzugehen, uns zu verhalten haben.

Was wir bei alledem suchen, ist eine wirkliche Gesundheits-Wissenschaft, nicht nur als eine neue Dimension der Medizin, das bißchen Dekoration mit Psychologie, Soziologie, Ökologie, sondern als komplementäres Prinzip unserer so eindimensionalen und halbherzigen Medizin. Bei der Begründung einer solchen komplementären, einer integralen Heilkunde («Ganzheitsmedizin» wäre schon zu hoch gegriffen!) wären drei Bereiche zu unterscheiden: 1. die Grundlagenforschung, welche die so widersprüchlichen Begriffe von Gesundheit und Norm und Normalität zu klären und die leiblichen, seelischen und sozialen Lebensbedingungen zu analysieren hätte; 2. die Gesundheitslehre, nicht nur als ärztliches Denken und Wissen, sondern auch als ein Regelwerk von Gesundheitsführung, das dann Eingang fände in Schule und Vorschule, in die Betriebe, die Kurorte, selbstverständlich auch in die Lehrpläne des werdenden Arztes; 3. die Praxis der Gesundheitsbildung, bei der es weniger um leidige

Gesundheits-wissenschaft

Aufklärung geht als um eine Motivierung zum Gesundsein und Gesundbleiben, Einführung also in einen kultivierten Lebensstil, Tag für Tag.

Alter

Nicht zuletzt ginge es bei diesem «Wort zum Alltag» dann auch um die Kultivierung und Harmonisierung jenes Alters, das selbst mit «sechzig» noch lange nicht begonnen hat! Und damit sind wir – im Prinzip – doch wieder auf unser Heute, auf uns selbst verwiesen, auf unsere eigene befristete Lebenszeit, in der wir nun alle doch nach und nach mit den Jahren in die Jahre kommen, in die Zeiten, die wechseln, in die Wechseljahre, den «kairos» in die «krisis», wo schon mal ein Wechsel fällig wird, man Bilanz zieht, sein Pro und Kontra hat, sich fragt, wie's geht. Und so geht das zu: «Ein Weilchen noch sind wir geschäftig (so Eugen Roth) / Und vorderhand auch steuerkräftig, / Doch spüren wir, wie nach und nach / Gemächlich kommt das Ungemach / Und wie Hormone und Arterien / Schön langsam gehen in die Ferien. / Man nennt uns rüstig, nennt uns wacker / Und denkt dabei: ‹Der alte Knacker›!»

Aber das sollte das letzte Wort nicht sein zum «Prinzip Gesundheit». Daher noch ein paar abschließende Sätze zum Thema, beginnend mit einer kleinen Erinnerung.

In seinem «Schatzkästlein» (1856) erzählt uns Auerbach die schöne Geschichte: «Wenn ein Schwabe ganz für sich allein ist und niest, sagt er sich selber: ‹Zur Gesundheit›!» Ich habe es aber auch – auf einem schwäbischen Ärztekongreß – kürzlich erlebt, wie da einer beim Niesen «Gesundheit» sagte, worauf sofort einer aufsprang und sagte: «Herr Kollege, ich verbitte mir solcherart geschäftsschädigende Zwischenrufe!»

Und auch diese Jungen von heute, die Sechzigjährigen, sie werden sich bald schon als höchst kostbare «Zeit-Naturen» erleben, die, wie der Wein, um so köstlicher werden, je mehr sie gereift sind. «Sie werden öliger» – wie Novalis sagt – in der Vergeistigung ihrer Erfahrung, als jenes Öl im Körper des Geistes, mit dem das Leben brennt, um sich geistig zu verzehren. Und genau davon hat schon der Pariser Magister Hugo von Sankt Viktor gewußt, wenn er in seiner «Eruditio didascalica», einer klassischen Schulschrift des 12. Jahrhunderts, im «corpus marcescens» den «amor sapientiae» rühmt; und wenn uns auch einfach fast alle Vermögen des Lebes (virtutes corporis) im Leben davonschwimmen, so wächst doch einzig und allein noch die Weisheit (crescente sola sapientia) – die Liebe zur Weisheit.

Gesund-Sein, das wäre demnach die Weise des Daseins überhaupt. Gesundheit ist bereits reines, sich selbst verwirklichendes Sein, bedeutet – was gerade das Kranksein so drastisch demonstriert – die Möglichkeit der Ausführung von Aufgaben, das Tragen von Lasten, Lösen von Widersprüchen, des Erleiden letztlich auch des Sterbens. Denn wer gesund stirbt, hat nie gelebt. Gesund ist, wer sich und andere zu ertragen gelernt hat und dann auch selber als einigermaßen erträglich erscheint.

Wer gesund stirbt hat nie gelebt

Der gesunde Mensch wäre demnach jener durch und durch positiv eingestellte Mensch, der sich dem anderen und der Welt zuwendet, der aus Erfahrung lernt und seine Meinung äußert und ändert, der die Kraft hat und den Mut wahrt, etwas ins Leben zu investieren, sich einzusetzen, ranzugehen, ja draufzugehen, der Spannungen aushält, Konflikte löst, den Streß meistert, mit Kranksein leben lernt; der jeden Tag geschenkten Lebens als Chance nimmt und sich zeitlebens im Prozeß des Geborenwerdens weiß, ein Mensch, der stirbt in der Lehrzeit. Denn der Mensch beginnt erst dann normal zu leben, wenn – wie es das russische Sprichwort weiß – seine ganze Geburtshaut abgeht und er mit derjenigen Haut bedeckt ist, welche ihm von Gott anvertraut wurde von Anbeginn.

Prof. Dr. med. Dr. phil. H. Schipperges, Institut für Geschichte der Medizin, Im Neuenheimer Feld 368, D-69120 Heidelberg (Deutschland)

Bartsch HH, Bengel J (Hrsg): Salutogenese in der Onkologie. Basel, Karger, 1997, pp 82–87

Zur anthropologischen Medizin nach Viktor v. Weizsäcker

Carl Friedrich v. Weizsäcker

Starnberg

> *«Um Lebendes zu erforschen, muß man sich am Leben betei-*
> *ligen.»*
>
> («Der Gestaltkreis», erster Satz des Buches).

Bedürfnis der
Auseinandersetzung

Dreimal sollte ich mich in den Monaten von März bis Juli 1994 auf Einladung von Medizinern an Gesprächsrunden über Viktor v. Weizsäcker beteiligen, in München-Großhadern, in Brannenburg und in Tübingen. Alle drei Einladungen sind völlig unabhängig voneinander auf mich zugekommen. Ich schließe daraus, daß heute in der Medizin ein Bedürfnis entstanden ist, sich mit Weizsäckers «anthropologischer Medizin» wieder, oder vielleicht zum erstenmal ernstlich, zu beschäftigen.

Soweit ich bei diesen Begegnungen öffentliche Vorträge vor Medizinern zu halten habe, werde ich daher versuchen, die medizinische Bedeutung der Denk- und Handlungsweise V. v. Weizsäckers hervorzuheben. Von seinen veröffent-

«Klinische
Vorstellungen»

lichten Schriften sind hierfür vor allem die «Klinischen Vorstellungen» lesenswert. [Gesammelte Schriften, Suhrkamp, Band 9]. Indem er dort einzelne Patienten vor den Studenten im Hörsaal befragt, nimmt er am Leben der Patienten teil und führt so vor, wie er Lebendes erforscht. Ich habe schon bei Freud die Krankengeschichten die überzeugendsten Teile seiner Schriften gefunden: sie erforschen durch Beteiligung und tragen so zur Heilung durch Erkenntnis bei.

Für Gespräche im engen Kreis der Fachleute fällt mir aber eine andere Rolle zu. Ich bin nicht Arzt, und bei den Gesprächspartnern darf ich die Kenntnis der Psychosomatik und des Gedankens einer anthropologischen Medizin voraussetzen. Ich bin aber Physiker und ein wenig auch Philosoph. Meine früheste Erfahrung

Gespräch mit
Viktor Weizsäcker

eines Gesprächs zwischen diesen drei Gebieten war die Begegnung, zu der Martin Heidegger 1934 meinen Lehrer Werner Heisenberg und meinen Onkel Viktor v. Weizsäcker eingeladen hatte und an der ich als Jüngster von sieben Gesprächspartnern, vorwiegend als Zuhörer, teilnahm [Bericht darüber in «Erinnerungen an Martin Heidegger» in «Der Garten des Menschlichen»]. Später habe ich dreimal das schriftliche Gespräch mit meinem Onkel gesucht, auf das er nicht mehr antworten konnte: in der Festschrift zu seinem 70. Geburtstag 1956 [«Gestalt-

v. Weizsäcker

kreis und Komplementarität», abgedruckt in «Zum Weltbild der Physik»], in einer Gesprächswoche 1973 zu seinem Buch «Der Gestaltkreis» [Die Einheit von Wahrnehmen und Bewegen», in «Der Garten des Menschlichen»] und bei der Heidelberger Feier seines hundertsten Geburtstags 1986 [«Viktor v. Weizsäcker zwischen Physik und Philosophie», in «Zeit und Wissen»].

Jetzt suche ich das Gespräch zum vierten Mal. In meinem Aufsatz von 1956 folgt nach einer Einleitung eine Schilderung des Gedankens des «Gestaltkreises» an Hand seiner kurzen Schrift «Anonyma» [1946, jetzt im Band 7 der Gesammelten Schriften]. Auf die anschließenden Partien über Bohrs Begriff der Komplementarität und den Zusammenhang beider Denkweisen gehe ich hier nicht ein. Auf S. 333–334 des Aufsatzes habe ich schon damals gesagt, daß diese «zwei Umläufe» mich noch nicht befriedigen. Ich versuche jetzt den dort noch nicht gewagten «dritten Umlauf», indem ich die 8 Themen aus den einleitenden Kapiteln der «Anonyma» direkt mit meiner heutigen Deutung der Physik an Hand der Quantentheorie vergleiche.

«Anonyma»

Das Grundverhältnis

Viktor beginnt hier alsbald mit einer für seine Biographie wichtigen Konfrontation gegen die Physik. Es ist das Weltbild der «klassischen Physik». Das erkennende Ich ist dort einer Natur gegenübergestellt; die Natur ist dann ein Gegenstand für die Erkenntnis. Hier habe ich immer den Generationsunterschied zwischen ihm und mir empfunden. Was er als Physik kannte, war die klassische Physik. Ich bin hingegen Physiker geworden, weil Heisenberg mir 1927 als Vierzehnjährigen die Unbestimmtheitsrelation, d. h. den Bruch der Quantentheorie mit der scharfen Gegenüberstellung von Subjekt und Objekt, geschildert hat. Diese Wendung ist aber in der Naturwissenschaft in ihrer Breite bis heute noch nicht vollzogen. Die Molekularbiologie ist erfolgreich, indem sie die Moleküle wie klassische Objekte behandelt und der Quantentheorie nur die Erklärung der Stabilität der Atome und ihrer Kraftgesetze überläßt. Eben diese biologische Denkweise ist in der heutigen Medizin vorherrschend. Biologie und Medizin haben dadurch ein philosophisch ungelöstes Leib-Seele-Problem. Psychosomatische Medizin wird heute zwar praktiziert, bleibt aber philosophisch unerklärt. Und die Physik selbst hat seit 1927, also seit bald 70 Jahren, eine ungeklärte Deutungsdebatte der Quantentheorie, kann also die Anwort auf die in der Biologie und Medizin offenbleibenden Fragen nicht wissenssoziologisch überzeugend geben.

Subjekt und Objekt in der Physik

Ich habe versucht, eine philosophische Deutung der Quantentheorie auszuarbeiten [«Die Einheit der Natur» 1971, «Aufbau der Physik» 1985, «Der Mensch in seiner Geschichte» 1991, «Zeit und Wissen» 1992]. Was ich im jetzigen Text versuche, ist, diese Deutung im Gespräch mit Viktor zu erproben. «Man kann der Natur beantwortbare Fragen stellen; man darf nur nicht fragen, wer die Natur im *ganzen* gemacht hat.» Bei den Lebewesen gilt diese Unmöglichkeit, zu verstehen, «wie es entstehen, bestehen und vergehen könne» für jedes *einzelne*. Wir selbst als Lebewesen befinden uns mit allen Lebewesen «in

Beteiligung am Leben

einer Abhängigkeit, deren Grund selbst nicht Gegenstand der Erkenntnis werden kann.» «Wir müssen uns in der Biologie im Grund-Verhältnis bewegen, nicht den Grund selbst erkennen.» Deshalb: «Um Lebendes zu erkennen, müssen wir uns am Leben beteiligen.»

Nach der Quantentheorie, wie ich sie zu deuten suche, gilt diese unvollkommene Erkennbarkeit nicht nur für die Lebewesen, sondern schon für alle denkbaren Gegenstände der Physik. Die Quantentheorie läßt sich aufbauen aus Postulaten über modale Vorhersagen («Wahrscheinlichkeitsamplituden») für empirisch entscheidbare Alternativen. Der so definierte Zustandsraum einer Alternative oder eines durch Alternativen beschreibbaren Objekts genügt aber der Theorie, wie sie zunächst aufgebaut wird, nur in der Näherung der strengen Isoliertheit der Alternative bzw. des Objekts von der Umwelt. Andererseits sind alle Alternativen bzw. Objekte nur in ihrer Umwelt definiert. Die «mehrfache Quantelung» beschreibt dies, indem sie jeweils den von uns zur Definition der Alternative bzw. des Objekts vorausgesetzten Umweltbereich selbst als ein größeres, aber wieder isoliertes Objekt beschreibt. Dies ist eine schrittweise, jeweils begrenzte Selbstkorrektur der Theorie.

Hierbei treten zwei Fragen nach möglichen Grenzen der Theorie auf: gegenüber der Psyche, dem Ich, und gegenüber dem Grund, dem Ganzen.

Formal überwindet die so gedeutete Quantentheorie das abstrakt-philosophische Leib-Seele-Problem. Auch Alternativen über mein eigenes Bewußtsein können durch Introspektion empirisch entscheidbar sein, also der Quantentheorie genügen. Insofern steht nichts der Hypothese im Wege, alle empirisch entscheidbaren Alternativen bezögen sich auf virtuell Seelisches, d. h. alle der Quantentheorie zugängliche «Materie» sei in ihrem Wesen tatsächlich psychisch. «Die Natur ist der Geist, der sich noch nicht als Geist kennt» (Schelling). Die Probleme, die dabei offen bleiben, sind dann Gegenstand der sieben weiteren Themen der «Anonyma».

Formal steht auch nichts im Wege gegen den Entwurf einer quantentheoretischen Kosmologie. Ein Weltmodell ist denkbar, das die Welt durch die Quantentheorie einer endlichen oder abzählbar unendlichen zeitabhängigen Alternative beschriebe. Dies würde freilich die Beschreibung der Welt zurückführen auf unsere Fähigkeiten, Alternativen zu entscheiden. Ist diese Fähigkeit selbst noch einmal im Rahmen einer auf solcher Physik beruhenden Biologie und Anthropologie erklärbar? Jedenfalls sind die Postulate der Quantentheorie von mathematisch gebildeten Physikern des 20. Jahrhunderts entworfen. Kann der Grund dieser unserer historisch entwickelten Denkfähigkeit selbst Gegenstand der Erkenntnis werden?

Ontische und pathische Existenz

Als «ontisch» bezeichnet Viktor das, worüber in der oben gewählten Sprache Alternativen entschieden werden können. Diese Ontologie basiert auf der Logik. Pathisch nennt der das, was ich als die Felder der Ethik und der affektiven oder meditativen Wahrnehmung bezeichne.

Marginalien:
Quantentheorie
Natur als Geist
Physik und Biologie
Ontisch und pathisch

84   v. Weizsäcker

Hier zieht er wieder die Grenze gegen die Physik. «Ich will und soll.» «Ein Stein, also ein ‹Es›, will nicht und soll nicht.» Aber wer Evolutionstheorie kennt: wo soll er die Grenze ziehen? Will eine Amöbe oder ein Baum? Soll eine Biene oder ein Schaf im Rudel? Und welche, das Individuum überschreitenden, Bestimmungen gibt die Quantentheorie für makroskopische Objekte? Ist nicht «ontisches» Sein nur das, worauf wir das unbewußt Psychische von außen blickend reduzieren?

Grenze zur Physik

Aber diese Kritik hebt die Bedeutung des Pathischen nicht auf, sondern überwindet nur dessen Einschränkung auf das uns Menschen potentiell Bewußte. «Pathosophie» dringt tiefer ein als «Ontologie».

Pathosophie

Das Antilogische

Was unter diesem Titel thematisiert wird, ist die erfahrbare Zeit. Eben diese aber wird in der Rekonstruktion der Quantentheorie aus Postulaten zum Grundbegriff gemacht. Dazu gehört der Entwurf einer zeitlichen Logik.

Zeit und Logik

Hierzu sehr interessant war für mich seine Äußerung aus seinen letzten Lebensjahren, die ich öfter zitiere: «Der Kütemeyer hat mir erzählt, du wollest die Logik ändern. Das kann man nicht. Das Antilogische kann man erleben, z. B. bei einer Frau. Aber die Logik kann man nicht ändern».

Ich muß offenlassen, ob mein Aufbau der Quantentheorie logisch konsistent oder gar endgültig ist. Was in Viktors Betonung des Antilogischen liegt, ist wohl vor allem doch wieder das Pathische im Ereignis: Geburt und Tod. Er sieht in der Logik die Sehnsucht nach dem Dauernden. Im übrigen ist wesentlich, wenn man ihn verstehen will, daß er nie aufgehört hat, die überlieferte Naturwissenschaft ernstzunehmen.

Das Antilogische

Einführung des Subjektes und der Subjekte

Hier ist die Erinnerung an das Gespräch bei Heidegger 1935 lehrreich. Das Thema war dort die Einführung des Subjekts in die Naturwissenschaft. Heisenberg argumentierte erkenntnistheoretisch: In der Physik kann man letztlich nur über beobachtbare Größen etwas wissen. Aber um Gegenstand der Wissenschaft zu sein, müssen sie *objektiv* beobachtbar sein. D. h. der Inhalt der Beobachtung muß unabhängig davon sein, wer der Beobachter ist. Deshalb Bohrs These, der Meßakt müsse klassisch beschreibbar sein. (Mit Teller sage ich heute: sein Ergebnis muß irreversibel sein.) Viktor Weizsäcker aber betonte, gerade die Verschiedenheit der Subjekte sei das Entscheidende. So muß der Arzt jeden Patienten mit dessen persönlicher Biographie und dessen eigenen pathischen Erfahrungen ernstnehmen. (Dies ist übrigens auch der Sinn der geisteswissenschaftlichen Hermeneutik.)

Subjekt in der Naturwissenschaft

Monaden

Das Ich ist in der Natur, gehört zu ihr. Eben dies freilich ist ja im Grund auch der Glaube des naiven, spontanen Naturwissenschaftlers; jedenfalls habe ich selbst immer so empfunden. Viktor hatte neukantianische Subjektivitätsphilosophie gelernt. Und in der Tat ist der cartesische Dualismus angesichts des Weltbildes der klassischen Physik fast unvermeidlich. «Bewußtsein ist ein unbewußter Akt» ist eine Andeutung des Auswegs.

Daß Viktor Weizsäcker sich die pathische Wirklichkeit als Monaden, als Individuen vorstellt, dürfte seine tiefe Verwurzelung in der Medizin und Religion, in der Partnerschaft zum Mitmenschen ausdrücken.

Biologischer Akt

Das Ganze des Lebens, das jeder von uns führt, wird hier benannt. Die einander ausschließenden Verhaltensformen: Fühlen oder Tun, Wahrnehmen oder Handeln, Denken oder Wirken, Schlagen oder Geschlagenwerden gehören zusammen, werden aber in ihrer Getrenntheit im Drehtürprinzip (8. Thema) beschrieben. Hier wird nicht nur vom Menschen, sondern vom Lebewesen gesprochen, das aber eben doch vom Menschen her begriffen wird.

Gestaltkreis

Hier wird dieser Begriff erklärt. Philosophisch habe ich Heidegger und Viktor Weizsäcker die Vorstellung des Kreisgangs als Weg der Erkenntnis zu verdanken.

Gegenseitige Verborgenheit (Drehtürprinzip) und Transzendenz

Komplementarität

Man kann den Gestaltkreis nicht besitzen, man muß ihn durchlaufen. Dies ist eine Beobachtung. Sie ist tief verwandt mit Bohrs Begriff der Komplementarität. Hier wird etwas Fundamentales erfahren: eine Grenze der Reduktion des Pathischen auf das Ontische.

Transzendenz

An dieser Stelle beginnt für mich die noch ungelöste philosophische Aufgabe. Liegt hier die Wurzel des Indeterminismus der Quantentheorie? Viktor sagte mir, als ich junger Physiker war: «Ich glaub, das Kausalgesetz, das ist eine Neurose.» Transzendenz ist ein religiöser, ein theologischer Begriff. Viktor war zentral religiös bestimmt, und eben darum ungläubig gegen alle Dogmatik. Ich habe das Buch von Emondts noch unzureichend gelesen. Ob er hier die theologischen Konsequenzen zieht?

Leib und Seele

Eigentlich erst hier kann das Verständnis des Leib-Seele-Problems beginnen. Der Unterschied von Leib und Seele ist eine uralte Erfahrung. Der cartesische Dualismus dogmatisiert diese Erfahrung. Er verwandelt eine pathische Erfahrung in eine ontische Behauptung. Die Quantentheorie lehrt uns, daß diese ontische Aussage überflüssig, also wohl falsch ist. Aber damit entsteht dann erst die Frage, was wir denn in der pathischen Unterscheidung von Leib und Seele erfahren. Von dieser pathischen Erfahrung macht Viktor ständig Gebrauch. Ich versuche dies durch «Stufen der Wahrnehmung» zu deuten. Eben Bewußtsein als unbewußter Akt. Empfindung mag schon Teilen zugehören, bewußte Empfindung aber ist Leistung eines Ganzen. Und führt nicht der Weg zum Bewußtsein des Bewußtseins, wenn er nicht bloß ontisch gedacht, sondern meditativ erfahren wird, zu einem höheren Ganzen?

Viktor blieb hier in Aussagen sehr vorsichtig. Oder er sprang antilogisch von Aussage zu Aussage. Eine Weise, sich am Leben zu beteiligen.

Antilogik

Prof. Dr. Carl Friedrich von Weizsäcker, Maximilianstraße 14c, D-82319 Starnberg (Deutschland)

Bartsch HH, Bengel J (Hrsg): Salutogenese in der Onkologie. Basel, Karger, 1997, pp 88–105

Salutogenese:
Ein neues Paradigma in der Medizin?

R. Horst Noack

Institut für Sozialmedizin, Karl-Franzens-Universität Graz, Österreich

Panakeia and Hygieia?

Medizin als Heilkunde und Heiltechnik

Die Medizin war während ihrer mehr als zweitausendjährigen Geschichte vor allem Heilkunde. Sie strebte danach, die heilsamen Kräfte im Menschen zu wecken und zu stärken, um Krankheiten zu mindern oder zu lindern und die Gesundheit der Menschen zu erhalten oder wieder herzustellen. Andere Mittel standen ihr lange Zeit nur selten zur Verfügung. Dies hat sich im Zuge der naturwissenschaftlichen Revolution und Expansion der Medizin grundlegend geändert. Die Medizin ist überwiegend Heiltechnik geworden [18], ihr diagnostisches und therapeutisches Potential ist gewaltig gewachsen. Molekularbiologie, Gentechnologie und die zunehmende Informatisierung der Medizintechnik und des Krankenversorgungssystems lassen weitere Veränderungen im Leistungsspektrum erwarten.

Krise der Medizin

Gleichwohl scheint zumindest in den hochentwickelten Industriegesellschaften des Westens, die häufig ein Zehntel und einige schon einen höheren Anteil ihres Bruttosozialprodukts für das Gesundheitssystem ausgeben, das Vertrauen in eine überwiegend kurativ und biotechnisch orientierte Medizin zu schwinden und vielerorts bereits deutlich erschüttert zu sein. Anders wäre es wohl kaum zu erklären, warum trotz des gewaltig gewachsenen Leistungspotentials das Interesse an alternativen Wegen so stark zunimmt; warum wir eine Renaissance der Gesundheitswissenschaften erleben; warum die von Aaron Antonovsky [1, 2] entwickelte Theorie der Salutogenese eine so starke Resonanz auch in Teilbereichen der Medizin gefunden hat. (Lamprecht und Johnen [19] weisen darauf hin, daß der schwierige Begriff «Hygienogenese» und auch der Begriff «Sanatogenese» dem intendierten Inhalt besser entsprechen würden.) Hygieia, die Göttin der Gesundheit, scheint wiedererwacht zu sein. Wir hatten geglaubt, sie sei – geblendet von den Erfolgen ihrer allheilenden Schwester Panakeia – sanft entschlafen.

«Flußaufwärts»

Aaron Antonovsky, mit dem ich freundschaftlich verbunden war und der 1994 starb, hat das in den USA in Fachkreisen bekannte Flußgleichnis verwendet, um die unterschiedlichen Perspektiven der Pathogenese und der Salutogenese zu verdeutlichen [4]. Danach können wir die gesundheitliche Entwicklung moderner Gesellschaften mit einem reißenden Fluß vergleichen, in dem immer mehr Menschen ertrinken. Ausgehend von der pathogenetischen Perspektive haben wir uns erfolgreich bemüht, immer leistungsfähigere Rettungssysteme und Methoden der Wiederbelebung zu entwickeln. Unseren Blick flußabwärts gerichtet müssen wir aber erkennen, daß wir trotz Einsatz aller unserer Kräfte immer weniger Menschen vor dem Ertrinken retten können. Im Sinne der salutogenetischen Perspektive sollten wir den Blick flußabwärts richten und die folgenden Fragen klären: Wer stößt die Menschen in den Fluß? Wie können wir sie möglichst lange davor bewahren, in den Fluß zu stürzen? Und wie können wir sie befähigen, besser zu schwimmen?

Die epidemiologische, die soziologische und in jüngster Zeit auch die ökonomische Gesundheits- und Gesundheitssystemforschung haben sich der salutogenetischen Frage zugewandt. Eine kanadische Studie mit dem Titel «Why are Some People Healthy and Others Not? The Determinants of Health of Populations» [11] analysiert einen großen Teil der internationalen Literatur über die Entstehung von Gesundheit und Krankheit, über die Grenzen und Möglichkeiten der modernen medizinischen Versorgung und über die Probleme und Chancen neuer gesundheitsorientierter Strategien. Abbildung 1 faßt die wichtigsten Ergebnisse zusammen. Daraus lassen sich zwei Hypothesen ableiten. Die erste, die ich Krankenversorgungshypothese nennen möchte, behauptet, daß ein weiteres Wachstum unseres überwiegend kurativ orientierten Krankenversorgungssystems nicht zu der erwarteten Minderung der Krankheitslast der Bevölkerung und zu einer entsprechenden Verbesserung des Gesundheits-

Determinanten der Gesundheit

Krankenversorgung

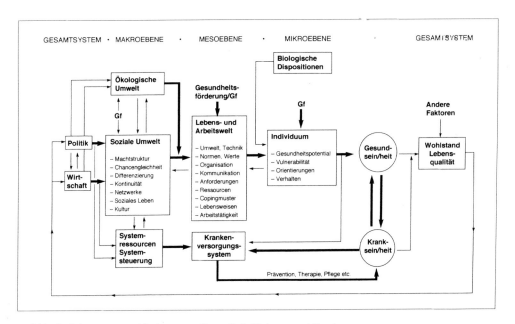

Abb. 1. Salutogenese und Pathogenese, Gesundheitsförderung und Krankenversorgung.

zustands und der Lebensqualität führen wird, sondern vielmehr zu einer Zunahme der diagnostizierten Krankheitsfälle. Die zweite, die Gesundheitsförderungshypothese, behauptet, daß eine bevölkerungsweite Gesundheitsförderung und primäre Prävention gute Chancen hat, die großen Gesundheitspotentiale der Lebens- und Arbeitswelt der Menschen auszuschöpfen und zu stärken. Dies gilt auch für die Prävention häufiger Krebserkrankungen. In vielen Industrieländern gehen heute – bezogen auf die durchschnittliche Lebenserwartung – infolge von Krebserkrankungen vorzeitig mehr Lebensjahre verloren als durch Unfälle, Herz-Kreislauf-Krankheiten, Suizid und andere Gebrechen [z. B. 22].

Gesundheitsförderung

Sowohl die Krankenversorgungshypothese als auch die Gesundheitsförderungshypothese bedürfen der weiteren Präzisierung und systematischen wissenschaftlichen Untersuchung. Aber schon heute müssen wir fragen: Unter welchen Bedingungen könnte eine wirksame bevölkerungsweite Gesundheitsförderung und eine am salutogenetischen Prinzip orientierte Medizin wachsen? Wie könnte das große Ungleichgewicht von pathogenetischer und salutogenetischer Perspektive in der Medizin, von biotechnischer und gesundheitsförderlicher Orientierung in ein ausgewogeneres Verhältnis überführt werden? Ist es möglich, die therapeutischen Prinzipien der Panakeia und die gesundheitsfördernden Prinzipien der Hygieia zu versöhnen?

Fragestellungen

Ich möchte im folgenden versuchen, in drei Schritten und anhand von drei Fragen zur Klärung dieser Problematik beizutragen: Ist die Medizin noch, oder wieder, eine Gesundheitswissenschaft? Wie entsteht Gesundheit? Ist eine «salutogenetische Entwicklung» der Medizin eine gesundheitswissenschaftlich begründbare Perspektive, und unter welchen Bedingungen wäre sie möglich? In einem kurzen Ausblick werde ich abschließend meine Überlegungen zusammenfassen.

Medizin als Gesundheitswissenschaft

Ist die moderne Medizin – noch oder wieder – eine Gesundheitswissenschaft? Inwieweit denken und handeln Ärzte salutogenetisch? Sicher ist es nicht zulässig, heute noch von *der* Medizin zu sprechen. Wenn es im vorliegenden Beitrag trotzdem geschieht, dann mit dem notwendigen Hinweis, daß Medizin die an den Universitäten vertretenen großen Gebiete naturwissenschaftlicher Humanmedizin meint, und daß es neben dieser «mainstream medicine» – gewissermaßen als «Nebenstrom» – psychosozial und salutogenetisch orientierte Bereiche gibt. Medizin war aber immer zugleich Wissenschaft und Praxis [10]. Je größer die inhaltliche und räumliche Distanz zwischen ärztlicher Tätigkeit und klinischer Forschung, wie z. B. in der Allgemeinmedizin, desto weniger wird sich Medizin von der etablierten medizinischen Wissenschaft leiten lassen, desto stärker wird sie durch die alltägliche Praxis geprägt sein.

Medizin als Wissenschaft *und* Praxis

Die im Verlaufe der letzten hundert Jahre herangewachsene moderne naturwissenschaftliche Medizin versteht sich sowohl in ihren Begriffen und Modellen als auch in ihrer Praxis als Krankheitsdisziplin. In den einschlägigen Text-

Krankheitsorientierung

und Handbüchern [z. B. 14, 29] fehlt eine Gesundheitsdefinition, kommt das Wort Gesundheit, wenn überhaupt, nur in zusammengesetzten Begriffen wie Gesundheitswesen, Gesundheitsfürsorge usw. vor. Gesundheit wird – zumeist implizit – negativ, und das heißt als Abwesenheit von Krankheit definiert.

«Die Existenz des Normalen (Gesunden) wird dabei als nicht einer besonderen Begründung bedürftig betrachtet und als Tatsache unerklärt hingenommen. Was über das Problem der Entstehung des Gesunden (Normalen) erforscht wurde, verdanken wir fast ausschließlich der Evolutionstheorie» [40, p 11].

«Nur Krankheiten sind für den Arzt instruktiv, nur mit Krankheiten kann er etwas anfangen. Die Gesundheit gibt nichts zu tun, sie reflektiert allenfalls das, was fehlt, wenn jemand krank ist» [24, p 187].

Gesundheit gilt als Normalzustand oder Homöostase, die durch biologische Selbstregulierungskräfte des Organismus aufrechterhalten wird, sofern nicht außerordentliche Wirkfaktoren wie Erreger, toxische Stoffe, Stressoren oder Risikofaktoren auf ihn einwirken. Leitprinzip der Diagnostik ist die Dichotomie *gesund/krank*. Der hilfesuchende Mensch ist entweder «Fall» einer bestimmten diagnostischen Kategorie oder «Nicht-Fall». Fall-Sein (caseness) bedeutet, daß die hilfesuchende Person einer medizinischen Intervention bedarf. Aus wissenschaftlicher Perspektive bezeichnet die Diagnose eine nachgewiesene oder vermutete physiologische Störung, einen morphologischen Defekt und/oder eine pathogenetische Ursachenzuschreibung. Chemische, physikalische oder chirurgische Therapie soll den Schaden beheben oder begrenzen. Aufgabe der biomedizinischen Krankheitsforschung ist es, schädigende Wirkfaktoren (pathogene Einflüsse) zu identifizieren und Möglichkeiten zu erkunden, diese zu eliminieren oder zu minimieren. Dem Krankheitsverständnis der modernen Medizin, dem pathogenetischen Paradigma, liegt im Kern ein mechanistisches Organismusmodell, zugespitzt formuliert, ein *Maschinenmodell* zugrunde. Therapeutisches Ziel ist die Reparatur des entstandenen Defekts, die Behandlung der Betriebsstörung [51].

Wie einleitend erwähnt, genügt bereits ein flüchtiger Blick in die Geschichte der Heilkunde, um zu erkennen, daß die vorwissenschaftliche abendländische Medizin auch und vor allem eine Gesundheitslehre war [45]. Dies gilt in gewisser Weise auch für die arabische Medizin, die wesentlich durch die Medizinschulen der Antike geprägt wurde, für die traditionelle chinesische Medizin [38] und für die Ayurveda der indischen Hochkulturen [46]. Letztere werden heute neben der modernen «westlichen» Medizin praktiziert, und sie haben die neuere westliche Ganzheitsmedizin beeinflußt [28, 53].

In der griechischen Antike ist Gesundheit Ausdruck eines Gleichgewichts der Körpersäfte (Humoralpathologie) und das subjektive, körperliche und seelische Empfinden ein Gradmesser für die Qualität (Symmetrie) des Gleichgewichts. Der Mikrokosmos des Menschen steht in enger Verbindung mit dem Makrokosmos des Himmels und des Universums. Die allumfassende Natur steuert die Heilungsvorgänge, sie gibt dem Arzt die für sein Handeln wichtigen Informationen vor. Ärztliches Handeln soll die Harmonie des Menschen im Inneren und mit der Natur wieder herstellen, es umfaßt die Trias: medikamentöse Behandlung, chirurgischer Eingriff und Diätetik.

[Marginalien:]
Dichotomie Gesund/Krank

Krankheitsverständnis

Gesundheitsorientierung

Gesundheitsverständnis

Diätetik Diätetik ist die den Körper (Soma) und die Seele (Psyche) umfassende Lehre von der Dynamik der Lebensweisen. Alle vorbeugenden und heilenden Maßnahmen sind auf die Anpassung der Lebensgewohnheiten an die individuelle Situation der Menschen gerichtet. Wesentliche Elemente sind eine bedürfnisgerechte Nahrungsaufnahme, die Gestaltung des Tagesablaufs und die Regulierung der hygienischen und körperlichen, d. h. auch sportlichen Gewohnheiten. Auf dem Werk von Hippokrates (4. Jh. v. Chr.) aufbauend formuliert der lange Zeit in Rom wirkende griechische Arzt Galen (2. Jh. n. Chr.) die klassischen Regeln der Diätetik. Sechs «nicht natürliche Dinge» (res non naturales) stehen im Dienste der Gesundheitspflege und Krankheitsverhütung: Licht und Luft, Essen und Trinken, Bewegung und Ruhe, Schlaf und Wachen, Stoffwechsel und Gemütsbewegung [45] (Abb. 2).

Gesunde Lebensführung Die diätetische Tradition der Antike lebt in der Medizin des Mittelalters fort. Sechs Leitbilder *(Regelkreise)* geben Regeln gesunder Lebensführung vor [44]. Ihre Schwerpunkte sind: der Umgang mit der Natur; Ordnung und Maß in Speise und Trank; Bewegung und Ruhe im Gleichgewicht; der Wechsel von Schlafen und Wachen; der Haushalt des eigenen Leibes sowie die Kultur der Leidenschaften. Wie der Mensch so ist auch der Arzt im Mittelalter nicht Herr der Natur, sonderen vielmehr ein «Hirte des Seins», ein «Gärtner und Ackermann, der das Feld bebaut und die Fluren hegt, dem jener Garten anvertraut ist, indem der Herr seine Augen weidet» [44, p 261].

Gesundheitslehren Die Regeln der gesunden Lebensführung wirken in der Renaissance und im Barock in der «Hausväterliteratur» weiter, einer Art Laienmedizin, die den verantwortlichen Familienoberhäuptern die für die Gesundheit der Familie notwendigen Normen und Kenntnisse vermitteln soll. In der Aufklärung findet die Diätetik Eingang in die Volksgesundheitslehre, in die Naturheilkunde und schließlich auch in die «Makrobiotik» Hufelands, die Kunst, das Leben zu verlängern. Von hier aus läßt sich ihr Einfluß weiterverfolgen über die Naturheilbewegung im 19. Jahrhundert bis hin zur Gesundheitserziehung und Gesundheitsbildung [43] und zur Risikofaktoren- und Verhaltensmedizin unserer Tage.

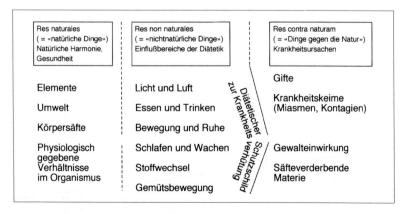

Abb. 2. Gesundheitsvorsorge durch diätetische Lebensführung (nach Galen) [45, p 67].

An der Schwelle zur Neuzeit wird mit dem Werk von Paracelsus (1493–1541) die antike Gleichgewichtslehre der Humoralpathologie durch eine neue «iatrochemische» Krankheits- und Gesundheitslehre abgelöst. Krankheit ist Ausdruck einer ungünstigen Mischung dreier stofflicher Prinzipien (Sulphur, Mercurius und Sal). Sämtliche Körpervorgänge werden von einem körperlichen Kräftezentrum, dem Archeus, gesteuert. Heilung erfolgt durch die interne Heilkraft der Natur, sie wird mit der Metapher vom «inneren» oder «inwendigen Arzt» umschrieben. Die alchemistische Zubereitung der Arzneimittel dient dazu, die reinen «himmlischen» Wirkkräfte herzustellen.

Der Übergang zur modernen Medizin und zum pathogenetischen Paradigma vollzieht sich über einen langen Zeitraum hinweg und in zahlreichen Einzelschritten. Als eine der letzten und entscheidenden Schritte gilt die von Rudolf Virchow 1858 in 20 Vorlesungen vorgetragene «Cellularpathologie». Die neue Lehre lokalisiert Krankheit in der Zelle als der kleinsten lebenden Einheit, der Organismus gleicht – in Analogie zur Gesellschaft – einem Zellenstaat. Anders als die führenden Bakteriologen der Zeit, die Entdecker der Erreger so verheerender Seuchen wie Cholera und Typhus, kann sich Virchow nicht der Auffassung einer monokausalen Genese der Infektionskrankheiten anschließen. Seine sozialmedizinischen Studien über den Zusammenhang von Armut und Krankheitshäufigkeit machen ihn zum Befürworter einer multikausalen Krankheitsentstehung. Ebenso wie Krankheitserreger zählen für ihn soziale und ökologische Faktoren zu den Krankheitsursachen [9, 45]. Rudolf Virchow hat die moderne naturwissenschaftliche Medizin und das pathogenetische Paradigma begründet und – mit Blick auf die soziale Dimension der Krankheitsentstehung und öffentlichen Gesundheitspflege – zu erweitern versucht.

Im 20. Jahrhundert haben sich die Psychoanalyse und seit den 30er Jahren auch die psychosomatische Medizin mit einer gewissen Distanz zum pathogenetischen Paradigma entwickelt. Die Psychoanalyse und die analytisch orientierte Psychosomatik beobachten und deuten die pathogenen Effekte der *Gefühlsunterdrückung*. Sie sehen ihre Aufgabe darin, im psychoanalytischen Dialog von Therapeut und Patient oder Klient die verdrängten psychischen Konflikte aufzudecken und unwirksam zu machen. In den psychoanalytischen und psychosomatischen Schriften werden der Gesundheitsbegriff und die Gesundheitsentstehung thematisiert. Für Freud bestimmt sich Gesundheit nach

«dem Maß von Leistungs- und Genußfähigkeit einer Person» [Freud, 1948, zit. in 52].

Für Viktor von Weizsäcker [55] ist

«Die Gesundheit eines Menschen ... eben nicht ein Kapitel, das man aufzehren kann, sondern sie ist überhaupt nur dort vorhanden, wo sie in jedem Augenblick erzeugt wird. Wird sie nicht erzeugt, dann ist der Mensch bereits krank» [zit. in 51, p 303].

«Behandlung, ärztliche Hilfe aber ist nicht nur Wiederherstellung der Normalität. Behandeln heißt vielmehr Geschichte machen, sich mit dem Kranken vereinigen, um ein Stück Lebensgeschichte zu machen.» [1934, zit. in 19, p 68].

In der psychosomatischen, psychologischen und sozialepidemiologischen Streßforschung der letzten Jahrzehnte geht es nicht mehr um die pathogenen

Wirkungen der Gefühlsunterdrückung, sondern vielmehr um die krankmachenden Effekte der *Gefühlsaktivierung* [6]. Chronischer Distreß, etwa am Arbeitsplatz, ist mit einem erhöhten Risiko verbunden, an einer koronaren Herzkrankheit zu erkranken; das Vorhandensein wirksamer Bewältigungsressourcen, wie z. B. ein angemessener Entscheidungsspielraum, soziale Unterstützung, psychische, soziale und finanzielle Gratifikationen, ermöglichen die erfolgreiche Verarbeitung belastender Situationen und damit die Erhaltung und Förderung der Gesundheit [17, 49]. Wie von den Begründern der Streßforschung postuliert, wirken physische und psychische Belastungen nicht mehr nur pathogen, sie können unter bestimmten Bedingungen gesundheitsfördernd, salutogen sein. Entscheidend dafür sind die Wahrnehmung und Bewertung der Belastungen durch das Individuum und das Vorhandensein streßmindernder und gesundheitsfördernder Ressourcen, wie z. B. Geld, Bildung, soziale Integration, positives Selbstwertgefühl und psychische Gesundheit.

Die hier in groben Zügen skizzierten Entwicklungslinien der Heilkunde lassen den Schluß zu, daß die moderne «Mainstream»-Medizin eine Krankheitswissenschaft ist. In einzelnen Fachgebieten, vor allem in der psychosomatischen Medizin und in psychosomatisch orientierten klinischen Bereichen, sind jedoch Anzeichen einer «salutogenetischen Wende» zu erkennen [12, 51].

Wie entsteht Gesundheit?

Die epidemiologische, medizinsoziologische und psychologische Forschung vermitteln ein recht umfassendes Bild der Risikofaktoren und Risikokonstellationen wichtiger Krankheitsgruppen, darüber hinaus haben sie in den letzten Jahrzehnten verschiedene Ressourcenfaktoren und Ressourcenkonstellationen von Gesundheit identifiziert. Die gesundheitsbezogene Ressourcenforschung erfolgte jedoch vornehmlich im Kontext krankheitsbezogener Ansätze, im Vordergrund stand die pathogenetische Frage: Was schützt die Menschen vor Verlust des gesundheitlichen Gleichgewichts, vor dem Zusammenbruch (break down) des Abwehr- und Bewältigungssystems, vor Krankheit und vorzeitigem Tod? [11, 49].

Aaron Antonovsky [1, 2] hat sich, nachdem er sich in einer Reihe von Untersuchungen intensiv mit der «Break-down»-Hypothese auseinanderge-

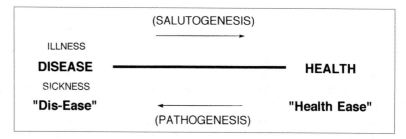

Abb. 3. Salutogenese und Pathogenese.

Tab. 1. Grundlegende Annahmen des pathogenetischen und salutogenetischen Modells [nach 2, 4, 5]

Annahme in bezug auf	Pathogenetisches Modell	Salutogenetisches Modell
Selbstregulierung des Systems	Homöostase	Überwindung der Heterostase (Autopoiese)
Gesundheits-/Krankheitsbegriff	Dichotomie	Kontinuum
Reichweite des Krankheitsbegriffs	Pathologie der Krankheit, reduktionistisch	Geschiche des Kranken und seines Krank-Seins, ganzheitlich
Gesundheits-/Krankheitsursachen	Risikofaktoren, negative Stressoren	«Heilsame» Ressourcen, Kohärenzsinn
Wirkung von Stressoren	Potentiell krankheitsfördernd	Krankheits- und gesundheitsfördernd
Intervention	Einsatz wirksamer Heilmittel («Magic bullets»/ «Wunderwaffen»)	Aktive Anpassung, Risikoreduktion und Ressourcenentwicklung

setzt hatte, systematisch der salutogenetischen Frage zugewandt: Warum bleiben die meisten Menschen trotz einer großen Zahl auf sie einwirkender Stressoren gesund, oder warum werden sie in der Regel wieder gesund? Wie erklärt sich eine Bewegung in Richtung Gesundheit auf dem Krankheits-Gesundheits-Kontinuum (dis-ease/health ease continuum)? (Abb. 3). Für Antonovsky ist diese Frage von besonderem theoretischen und praktischen Interesse, weil sie von einem grundsätzlich anderen, nämlich dem salutogenetischen Paradigma ausgeht, das nicht mit den Schwächen des pathogenetischen Paradigmas behaftet sei. Aus seiner Sicht unterscheiden sich das pathogenetische und das salutogenetische Paradigma und die entsprechenden Arbeitsmodelle in bezug auf eine Reihe grundlegender Annahmen (Tab. 1). Ausgehend von diesen Annahmen entwickelt und begründet Antonovsky [2, 4] die Vorteile des salutogenetischen Ansatzes:

Unterschiede des pathogenetischen und salutogenetischen Modells

– Nicht Gleichgewicht, Homöostase und Gesundheit gelten als der Normalzustand. Der salutogenetische Ansatz geht von der Annahme aus, daß Ungleichgewicht, Heterostase, Kranksein, Leid und Tod die inhärenten Elemente menschlicher Existenz sind. Wie jedes lebende System ist auch der menschliche Organismus der Kraft der Entropie ausgesetzt. Mit Bezug zum eingangs beschriebenen Flußgleichnis bemerkt Antonovksy [4]: Kein Fluß sei besonders friedlich. Gesund-Sein und Gesünder-Werden heißt Überwindung der Heterostase oder in der Sprache der Systemtheorie: Autopoiese.

– Krankheit und Gesundheit werden nicht als dichotome diagnostische Kategorien verstanden. Völlige Krankheit und völlige Gesundheit bilden vielmehr die Endpunkte eines Krankheits-Gesundheits-Kontinuums. Pathogene oder salutogene «Kräfte» bewegen den Menschen in die eine oder andere Richtung.

– Die Auseinandersetzung mit Krankheit beschränkt sich nicht auf den kranken Organismus und die Pathologie der Krankheit, sondern schließt den kranken Menschen, die objektiven und subjektiven Dimensionen seines Krank-Seins, seine «Geschichte» der Krankheit ein; sie ist nicht reduktionistisch, sondern ganzheitlich.

– Als Krankheits- und Gesundheitsursachen werden nicht nur Risikofaktoren und (negative) Stressoren untersucht, sondern ebenso die «heilsamen» Faktoren und Gesundheitsressourcen, die eine aktive Bewegung in Richtung Gesundheit bewirken. Sie ergeben sich vor allem aus der «Geschichte» des kranken bzw. gesunden Menschen.

– Stressoren werden nicht grundsätzlich als potentielle pathogene Faktoren betrachtet. Externe und interne Anforderungen (Stressoren, Belastungen) können sowohl krankheits- als auch gesundheitsfördernd wirken. In welcher Richtung sie wirken, hängt einerseits davon ab, ob sie von den betroffenen Personen als herausfordernd oder als belastend wahrgenommen werden, und andererseits davon, ob diese die erforderlichen Gesundheitsressourcen mobilisieren können.

– Kurative und gesundheitsfördernde Interventionen richten sich nicht allein auf die Beseitigung oder Verminderung von Krankheitserregern und Risikofaktoren oder, wie René Dubos [8] es formuliert hat, auf den Einsatz von immer mehr und immer wirksameren Heilmitteln («magic bullets», «Wunderwaffen»). Ihr Ziel ist es, sowohl die pathogenen Einflüsse zu beseitigen und zu vermindern, als auch die verfügbaren salutogenen Gesundheitsressourcen zu erschließen, zu stärken und neue Ressourcen zu entwickeln, sich aktiv mit der veränderten Situation auseinanderzusetzen und an diese anzupassen.

Kohärenzsinn (sense of coherence/SOC)

Für die gesundheitswissenschaftliche Forschung stellt sich die Frage: Welche salutogenen Ressourcen müssen vorhanden sein, damit sich Individuen auf dem Krankheits-Gesundheits-Kontinuum in Richtung Gesundheit bewegen? Die theoretische Antwort Antonovskys [2, 4, 5] lautet, daß sie über eine starke Handlungsorientierung, den sogenannten *Kohärenzsinn* (sense of coherence/SOC), verfügen müssen. Individuen mit einem starken Kohärenzsinn interpretieren ihre innere und äußere Welt als einsichtig (comprehensible), die wahrgenommenen Probleme als handhabbar (manageable) und die damit verbundenen Anforderungen als sinnhaft (meaningful). Verstehbarkeit, Handhabbarkeit und Sinnhaftigkeit sind die drei miteinander zusammenhängenden Komponenten des Kohärenzsinns. Die postulierte Handlungsorientierung Kohärenzsinn unterscheidet sich von Gesundheits- oder Widerstandsressourcen (resistance resources) wie Einkommen, kulturelle Stabilität, soziale Unterstützung, Selbstwirksamkeit oder Selbstwertgefühl in einem wichtigen Punkt: Sie neutralisiert oder reduziert nicht nur die pathogene Wirkung von externen und internen Anforderungen, sondern mobilisiert Steuerungs- und Regulierungsprozesse, welche die Gesundheit des Individuums fördern [2]. Der Kohärenz-

Selbststeuerung

sinn stellt gewissermaßen das zentrale salutogene Selbstorganisations- und Selbststeuerungsprinzip des Menschen dar. Er befähigt das Individuum, flexibel auf die jeweiligen Anforderungen zu reagieren, wirksam erscheinende Gesundheitsressourcen auszuwählen und im autopoietischen Prozeß der Salutogenese wirksam werden zu lassen.

Antonovsky [2, 3] unterscheidet drei Pfade, über die ein starkes Kohärenzgefühl auf den Orgnismus wirken kann: über das Immunsystem, über das Gesundheitsverhalten und vor allem über Prozesse der Streßbewältigung. Von besonderem praktischen Interesse ist die Frage, unter welchen Bedingungen die Menschen ein starkes Kohärenzgefühl erwerben und inwieweit es veränderbar ist. Antonovsky glaubt, daß die Lebenskultur und die sozialen, kognitiven und emotionalen Erfahrungen im Kindes- und Jugendalter die Stärke des Kohärenzgefühls entscheidend prägen, und daß es sich im Erwachsenenalter nur wenig verändert.

Wirkpfade des Kohärenzsinns

Inwieweit halten die skizzierten Annahmen und Hypothesen der empirischen Überprüfung stand? Seit der Publikation einer sorgfältig konstruierten SOS-Skala [2, deutsche Fassung 31] hat sich die Salutogeneseforschung in einer Reihe von Ländern zu einem dynamischen multidisziplinären Forschungsfeld entwickelt. Die SOC-Skala erweist sich sowohl in der Lang- als auch in der Kurzversion (29 und 13 Items) als ein zuverlässiges Instrument [5]. Sie mißt einen allgemeinen Faktor und nicht, wie erwartet, die postulierten Dimensionen Verstehbarkeit, Handhabbarkeit und Sinnhaftigkeit. Die Zusammenhänge zwischen SOC und einer Vielzahl von Gesundheitsindikatoren und gesundheitsbezogenen Ressourcenvariablen (z. B. Selbstwertgefühl, Angst, Neurotizismus, Extraversion, Locus of Control, Hardiness) sind deutlich und liegen in der erwarteten Richtung [4, 5, 10, 21].

SOC-Skala

Hinweise auf die postulierte salutogene Wirkung des Kohärenzsinns finden sich in verschiedenen Studien. Eine israelische Untersuchung zu den gesundheitlichen Folgen der Pensionierung [3] ergibt, daß Personen mit einem starken SOC ein Jahr nach dem Ereignis in einem besseren Gesundheitszustand sind als Personen mit einem schwach ausgeprägten SOC. Personen mit einem starken SOC tendieren zu einer positiven Einstellung zum dritten Lebensabschnitt und zu einer aktiven Lebensgestaltung. In einer weiteren israelischen Studie [3] an erwachsenen Mitgliedern zweier Kibbuze, einem religiösen und einem nichtreligiösen, wurden die Auswirkungen belastender Lebensereignisse auf körperliches Wohlbefinden, Wahrnehmung von psychischem Streß und Funktionseinschränkungen untersucht. Die personale Ressource Kohärenzsinn erweist sich im Vergleich zur kollektiven Ressource Mitgliedschaft im religiösen Kibbuz als die stärkere salutogene Ressource, wobei die kollektive die personale Ressource in geringem Maße zu beeinflussen scheint.

Empirische Studien SOC und Altern

In einer großen Stichprobe von Mitgliedern einer sog. Gesundheitskasse (Health Maintenance Organization) in den USA [27] hatten Versicherte mit einem schwachen SOC deutlich mehr Alkoholprobleme als Versicherte mit einem starken SOC, auch wenn der Einfluß von Störgrößen wie Alkoholkonsum und soziodemographische Merkmale kontrolliert wurde. Eine schwedische Studie an einer großen Bevölkerungsstichprobe [25] zeigt nach Kontrolle der

SOC und Krankheit

Variablen Alter, Geschlecht und soziale Schicht einen deutlich negativen Zusammenhang zwischen SOC und psychischen Gesundheitsstörungen sowie Herz-Kreislauf-Krankheiten. Eine weitere schwedische Studie [21], die auf einer repräsentativen Bevölkerungsstichprobe basiert, findet höhere SOC-Werte bei Männern als bei Frauen, eine Zunahme des SOC-Scores mit dem Alter und einen stärkeren Zusammenhang von SOC und psychischer Gesundheit als von SOC und körperlicher und psychosomatischer Gesundheit. In einer eigenen Studie [33] an einer großen Bevölkerungsstichprobe in steirischen Gemeinden wurden mittels neuer graphischer Methoden die Zusammenhänge zwischen

SOC und Gesundheits-ressourcen

externen Ressourcen wie soziales Netz, Bildung und wirtschaftliche Situation, internen Ressourcen wie SOC und Affektbalance, verschiedenen Verhaltensvariablen sowie Gesundheitsindikatoren untersucht. Sowohl SOC als auch Effektbalance hängen von der ökonomischen Situation und vom sozialen Netz ab; sie erweisen sich als unabhängige salutogene Ressourcen für körperliche Beschwerden und psychische Lebensqualität.

SOC als *eine* salutogene Ressource

Dieser knappe Literaturüberblick scheint die Hypothese zu stützen, daß die Handlungsorientierung Kohärenzsinn eine potentielle salutogene Ressource darstellt. Da sich SOC mit einer Reihe etablierter psychischer Ressourcenvariablen wie z. B. Selbstwirksamkeit, Selbstwertgefühl, Optimismus, religiöser Glaube und mit verschiedenen Dimensionen psychischer Gesundheit konzeptionell überschneidet, kommt dem Konstrukt jedoch nicht die von Antonovsky postulierte exklusive salutogene Funktion zu. Das SOC-Konstrukt läßt sich als Teil eines Bündels subjektiver Handlungsressourcen interpretieren, das im komplexen Prozeß der Person-Organismus-Umwelt-Interaktion eine steuernde und vermittelnde Funktion erfüllt.

Stärken und Schwächen des Salutogenesemodells

Einige weitere Schwächen des Salutogenese-Modells verdienen Beachtung. So bleibt offen, wie die an der Gesundheits- und Krankheitsentstehung beteiligten biologischen Teilsysteme miteinander kommunizieren [54]; wie soziales System, kognitives System, affektives System, Nervensystem, Kreislaufsystem, Immunsystem usw. zusammenwirken [47, 48]; wie die Bedeutungskopplung [51] an den Systemgrenzen funktioniert.

Salutogene Ressourcen als Entwicklungs-potentiale

Insgesamt kann die salutogenetische Theorie als ein Meilenstein auf dem Wege zu einer umfassenden Theorie der Gesundheit gelten. Auf die Frage «Wie entsteht Gesundheit?» kann sie freilich nur erste Teilantworten geben. Das Geheimnis der Gesundheitsentstehung bleibt eine der großen Herausforderungen der gesundheitswissenschaftlichen Forschung und Theoriebildung. Aus systemtheoretischer Perspektive setzen Gesundheit, Gesundheitserhaltung und Gesundheitsförderung ein hohes Maß an salutogener Selbstorganisation und Selbststeuerung voraus. Zentral scheint dabei die Fähigkeit der Menschen zu sein, interne (z. B. physiologische, psychologische) und externe (z. B. ökonomische, soziale, ökologische) Anforderungen und Belastungen wirksam zu verarbeiten. Um Anforderungen und Belastungen wirksam verarbeiten zu können, müssen Individuen ihre körperliche, psychische und soziale Integrität und ihre Funktions- und Leistungsfähigkeit bewahren und/oder stärken. Dadurch können sie ihr Selbst, ihre Lebenssituation und ihre Lebenschancen positiv erleben und bewerten und sich erfolgreich weiterentwickeln. Dies erfordert ausreichende Gesundheitsressourcen: auf der biologischen Ebene z. B. die Fähigkeit zu physischer Regeneration und «Selbstreparatur», auf der psychologischen Ebene Wohlbefinden und Handlungskompetenz, auf der sozialen Ebene sozioemotionale Unterstützung und Integration [34, 35, 57].

Um den Herausforderungen der gesundheitswissenschaftlichen Theoriebildung und Forschung gerecht zu werden, dürfen die Erkenntnisse der epidemiologischen und sozialwissenschaftlichen Gesundheits- und Gesundheitssystemforschung [z. B. 1, 30] nicht vernachlässigt werden. Sie besagen, daß der Gesundheitszustand und die Gesundheitschancen der Menschen wesentlich von zwei Voraussetzungen bestimmt werden: erstens von der Verteilung und von dem Verhältnis pathogener Risiken und salutogener Ressourcen in der sozialen und ökologischen Umwelt und in der Lebens- und Arbeitswelt, und zweitens von der Problemorientierung, der Effektivität und Effizienz des gesundheitlichen Versorgungssystems.

Medizin und Salutogenese

Die überaus erfolgreiche moderne naturwissenschaftliche Medizin befindet sich nach dem Urteil vieler Zeitgenossen in einer Krise. Wachsende Steuerungs- und Koordinierungsprobleme, Zunahme biotechnischer auf Kosten kommunikativer Leistungsangebote, anhaltendes Mißverhältnis von Kuration und Prävention und ungebremste Kostenentwicklung sind einige der hinreichend bekannten Krisensymptome. Krise bedeutet zugleich Höhe- und Wendepunkt einer bedrohlichen Entwicklung. Diese Entwicklung ist offen. Es stellt sich die Frage, ob und unter welchen internen und externen Bedingungen ein Wandel der Medizin in Richtung einer salutogenetischen Wissenschaft und Praxis gesundheitswissenschaftlich begründbar und gesellschaftlich wahrscheinlich ist. Wird sie noch mehr Heiltechnik werden [18] oder werden einzelne Teilbereiche Anschluß finden an die im letzten Jahrhundert verlorengegangene Tradition im Sinne einer neuen modernen Heilkunde, einer biopsychosozialen Wissenschaft und Praxis der Gesundheitsförderung und des Heilens?

Die folgenden Überlegungen beruhen auf der Annahme, daß es plausible epidemiologische sowie organisations- und politikwissenschaftliche Argumente für eine «salutogenetische Evolution» von Teilbereichen der Medizin gibt, z. B. der Primärmedizin, der Psychiatrie und Psychosomatik, der Kardiologie und der Onkologie. Somit stellt sich die Frage, welche Bedingungen eine solche Entwicklung fördern würden. Die Soziologie lehrt uns, daß keine «Ein-Faktoren-Theorie» den Transformationsprozeß gesellschaftlicher Subsysteme angemessen beschreiben kann [13]. Aus der Perspektive einer soziologischen Systemtheorie Luhmannscher Prägung [23] läßt sich die Medizin als differenziertes Funktionssystem der Krankenbehandlung definieren, das wie alle gesellschaftlichen Funktionssysteme (Recht, Wirtschaft, Wissenschaft, Erziehung, Politik) prinzipiell auf Wachstums- und Leistungsexpansion programmiert ist. Eine wichtige These der Theorie ist die begrenzte Steuerbarkeit («Nicht-Steuerbarkeit») sozialer Systeme von außen. Sie sind zwar «irritierbar», Veränderungen setzen aber entsprechende Potentiale der Selbstorganisation voraus. Eine Beeinflussung von außen, etwa durch das politische System, ist nur dann erfolgreich, wenn sie hinsichtlich ihrer Zielorientierung im System anschlußfähig ist, wenn die externen Rahmenbedingungen und Anreize der internen Entwicklungs- und Wachstumslogik entsprechen [56].

Bedingungen einer «salutogenetischen Evolution» der Medizin

Was folgt daraus für die Entwicklungsbedingungen einer salutogenetisch orientierten Medizin? Eine Grundvoraussetzung dafür wäre die Entstehung unterstützender Kontextbedingungen. Dazu gehören insbesondere Anreizsysteme für innovative, modellhafte Versorgungsprojekte einschließlich der evaluativen Begleitforschung und für die gesundheitswissenschaftliche Forschung und Ausbildung. Es ist zu erwarten, daß durch verstärkte Anstrengungen in zwei Bereichen die Entwicklung einer «salutogenetischen Medizin» nachhaltig gefördert werden könnte: erstens durch die Erprobung und Evaluation von Gesundheitsförderungsstrategien in der medizinischen Versorgung und zweitens durch eine interdisziplinäre gesundheitswissenschaftliche Forschung und Theoriebildung.

Gesundheitsförderung in der medizinischen Versorgung

Stand der Wirkungsforschung

Die Erwartungen und der Glaube an die salutogenen Wirkungen der medizinischen Versorgung stehen im deutlichen Kontrast zu den spärlichen Erkenntnissen einer klinischen und epidemiologischen Wirkungsforschung, insbesondere auf dem Gebiet der Behandlung chronisch-degenerativer Erkrankungen. Auffallend ist das breite Spektrum und die große Unsicherheit der Expertenmeinungen. Das Spektrum reicht von eher populärwissenschaftlichen Gebrauchsanleitungen zur Stärkung des «Heilsystems» bei chronischen Erkrankungen [z. B. 53] bis hin zur sorgfältigen Falldokumentation einer großen Zahl sogenannter Spontanheilungen von fortgeschrittenen Krebserkrankungen und anderen schweren chronisch-degenerativen Krankheiten [16].

Salutogene Potentiale medizinischer Interventionen

Instruktiv sind einzelne innovative Interventions- und Verlaufsstudien, die erste Hinweise auf die Potentiale salutogener Interventionen geben. Dazu einige wenige Beispiele. Das erste Beispiel [50] ist eine prospektive randomisierte Interventionsstudie an insgesamt 86 Frauen mit metastasierendem Brustkrebs nach herkömmlicher medizinischer Therapie. Sowohl die Interventions- als auch die Konrollgruppe erhielten die übliche onkologische Betreuung, die Interventionsgruppe zusätzlich ein Jahr lang eine wöchentliche unterstützende Gruppentherapie einschließlich Selbsthypnosetraining zur Schmerzbewältigung.

Krebs

Die durchschnittliche Überlebenszeit der Frauen in der Interventionsgruppe betrug 37 Monate und in der Kontrollgruppe 19 Monate. Die drei Frauen, die nach 10 Jahren noch lebten, hatten an der Gruppentherapie teilgenommen.

Koronare Herzkrankheit

In einer randomisierten Interventionsstudie an 48 Patienten mit schwerer koronarer Herzkrankheit [36] wurde in der Interventionsgruppe eine radikale Änderung des Lebensstils (vegetarische Kost mit sehr geringem Fettgehalt, Einstellung des Rauchens, Streßreduktion durch Entspannung und moderate körperliche Bewegung) erreicht. Bereits nach 24 Tagen wurde in der Interventionsgruppe eine deutliche Verbesserung der Symptome, der Risikofaktorenwerte, des psychischen Wohlbefindens und des Kohärenzgefühls beobachtet. Ein Jahr nach Studienbeginn waren in der Interventionsgruppe der Anteil verengter Herzkranzgefäße, die Dauer und Intensität von Angina-pectoris-Symptomen und die Risikofaktorenwerte signifikant kleiner als zu Beginn, während sie in der Kontrollguppe unverändert waren oder deutlich zugenommen hatten. Der durchschnittliche SOC-Wert war in der Interventionsgruppe stark gestiegen, in der Kontrollgruppe gesunken [42].

Kohärenzsinn und/oder Optimismus erwiesen sich in verschiedenen Interventions- und Verlaufsstudien als günstige Voraussetzungen für positive klinische, physiologische und psychische Gesundheitseffekte: so etwa in einem kontrollierten Streßexperiment [26]; in einer Verlaufsstudie des Heilungsverlaufs nach Ersatz von Hüft- und Kniegelenken [7] und nach koronarer Bypass-Operation [41]; in einer Verlaufsstudie zur Erfolgsbeurteilung einer stationären verhaltensmedizinischen Behandlung 2–5 Jahre nach der Entlassung. Aus diesen Studien kann der vorläufige Schluß gezogen werden, daß Kohärenzsinn und verwandte Handlungsorientierungen gesundheitsförderliche Bewältigungsprozesse von Patienten unterstützen und daß Gesundheitsförderungsinterventionen salutogene Ressourcen mobilisieren und stärken können. SOC, Optimismus und Heilung

Gesundheitsförderung in der medizinischen Versorgung zielt darauf, die Patienten zu befähigen und zu unterstützen, sich aktiv mit ihrer Krankheit auseinanderzusetzen und durch eine kämpferische Haltung und eine gesundheitsgerechte Lebensgestaltung ihr physisches, psychisches und soziales Gesundheitspotential zu stärken. Entscheidende Voraussetzungen dafür sind – so die aus der Ottawa-Charta zur Gesundheitsförderung [37] abgeleitete Handlungstheorie – eine unterstützende therapeutische Umwelt, wirksame psychosoziale Strategien in Ergänzung zur Körpertherapie, eine möglichst symmetrische und einfühlsame Beziehung zwischen Therapeuten- sowie Pflegeteam und Patienten und eine möglichst patientengerechte Organisation der Versorgung. Zwanzig Krankenhäuser in 11 europäischen Ländern, die im Europäischen Pilotkrankenhausprojekt Gesundheitsfördernder Krankenhäuser zusammenarbeiten, erproben derzeit Gesundheitsförderungsstrategien in der stationären Versorgung. Dazu gehören auch eine verstärkte Integration präventiver und rehabilitativer Programme in das Dienstleistungsspektrum des Krankenhauses und eine stärkere Beachtung von Gesundungsprozessen [39]. Gesundheitsförderung in der Medizin

Gesundheitswissenschaftliche Forschung und Theoriebildung

Damit eine am salutogenetischen Paradigma orientierte Medizin entstehen und sich entfalten kann, müssen eine ausreichende Wissensbasis und ein geeignetes Theoriegebäude vorhanden sein. Der Theorie kommt dabei eine entscheidende Aufgabe zu. Sie muß Rahmenkonzepte und Arbeitsmodelle liefern, die es erlauben, das relevante Wissen zu ordnen und neues Wissen zu integrieren. Thure von Uexküll und Wolfgang Wesiack [51] legen in ihrer Möglichkeiten einer «salutogenetischen Theorie» der Medizin

«Theorie der Humanmedizin» überzeugend dar, wie notwendig es heute ist, das gravierende Theoriedefizit in der Medizin abzubauen. Ihr Werk enthält auch wertvolle Anregungen für die Differenzierung des Salutogeneseansatzes. Interdisziplinäre Forschung und Theoriebildung in der Medizin können aus meiner Sicht dazu beitragen, den Salutogeneseansatz weiterzuentwickeln und die Heilwirkung salutogener Interventionen zu untersuchen. Die folgenden normativen Überlegungen sollen dies verdeutlichen.

Weiterentwicklung des Salutogenese-Ansatzes

Ziel einer Weiterentwicklung des Salutogeneseansatzes wäre es, die skizzierten Mängel des salutogenetischen Modells von Antonovsky [1, 2] zu überwinden. Dazu müßte das relevante Wissen über die Entstehung der Gesundheit von Bevölkerungen, Gruppen und Individuen aufgearbeitet und sowohl das Wissen aus der Tradition der Streßforschung als auch der Lebensweisenforschung integriert werden. Dies setzt einen erweiterten Begriffsapparat zur Analyse der beteiligten Systeme sowie der Steuerungs- und Kommunikationsprozesse voraus. Eine künftige salutogenetische Theorie sollte modellhaft beschreiben und erklären können, unter welchen Systembedingungen positive gesundheitliche Entwicklungen zu erwarten sind; und sie sollte gesundheitspolitisch und praktisch wichtige Entscheidungen anleiten können, z. B. zur Unterstützung von Gesundungsprozessen, zur Gestaltung wirksamer präventiver Interventionen und zur Förderung gesunden Alterns. Sie sollte das historisch gewachsene salutogenetische Erfahrungswissen aus der eigenen und aus anderen Kulturen einbeziehen.

Fundierung und Evolution salutogener Interventionen

Bei der theoretischen Fundierung salutogener medizinischer Interventionen käme es darauf an, die verschiedenen Bereiche und Schritte ärztlichen und systembezogenen Handelns zu analysieren und die Ergebnisse in einen Gesamtrahmen zu integrieren. Auch diese Aufgabe kann an medizintheoretische und systemwissenschaftliche Arbeiten [15, 32, 51] anschließen. Wichtige Elemente einer salutogenetischen Interventionstheorie wären Konzepte der Diagnosestellung, der Planung und Vorbereitung von therapeutischen und gesundheitsfördernden Interventionen; der Steuerung und Durchführung eines Interventionsplans; der Dokumentation und Evaluation des Interventionsprozesses; der Partizipation der Patienten am gesamten Prozeß; des Qualitätsmanagements und der Qualitätssicherung medizinischer und gesundheitsfördernder Interventionen. Darüber hinaus sollte eine salutogenetische Interventionstheorie darüber Auskunft geben können, unter welchen Rahmenbedingungen patientengerechte und gesundheitsförderliche Bewältigungs- und Heilungsprozesse möglich sind und wie sie sich organisieren und gestalten lassen.

Zusammenfassung und Ausblick

Rückblick

Die abendländische Medizin war im Verlaufe ihrer über 2000 Jahre währenden Entwicklung mit Ausnahme eines guten Jahrhunderts immer Heilkunde. Das Paradigma der vorwissenschaftlichen Medizin des Abendlandes war wesentlich ein salutogenetisches. Die wichtigsten Interventionsstrategien bildeten die auf eine möglichst gesundheitsgerechte Lebensgestaltung gerichtete Lehre der Diätetik und verwandte Interventionsansätze.

Das zugrundeliegende salutogenetische Prinzip wandelte sich über die Jahrtausende und Jahrhunderte. Von der Antike bis zur Renaissance und Aufklärung stehen Gleichgewichtsmodelle im Mittelpunkt: Gleichgewicht der körperlichen Säfte und Kräfte und Gleichgewicht mit der Natur, mit der Kultur und mit dem Kosmos. Die bestimmenden salutogenen Kräfte sind Teil des Weltganzen und der göttlichen Natur. In der Renaissance und Neuzeit wird das salutogenetische Prinzip Stück für Stück in den Menschen verlagert. Paracelsus schreibt die Gesundheitskräfte einem «inwendigen Arzt» zu, spätere Ärzte der Nervenkraft, der psychischen Konstitution und der Seele. Für Rudolf Virchow, den Begünder der naturwissenschaftlichen Pathologie und engagierten Sozialmediziner, ist der Organismus ein Zellenstaat, der Schlüssel zur Gesundheit und Krankheit liegt gewissermaßen in jeder einzelnen Zelle. Wichtige pathogene Kräfte, welche die Entstehung der Krankheiten wesentlich mitbestimmen, sieht er in der Gesellschaft.

Bis in die heutige Zeit scheinen die überwältigenden Erfolge der naturwissenschaftlichen Körpermedizin den Siegeszug des pathogenetischen Paradigmas zu bestätigen. Hygieia hat ausgedient, ihre allheilende Schwester Panakeia wird die legitime Göttin auch der Gesundheit. Dies ist noch immer die vorherrschende Sichtweise. Neben dem «mainstream» der modernen naturwissenschaftlichen Medizin haben zunächst Sozialmediziner, Psychoanalytiker und Psychosomatiker und später auch Soziologen und Psychologen das *Prinzip Gesundheit* weitergedacht. Für sie ist Gesundheit nicht nur physische und psychische Homöostase, sondern zugleich Ausdruck gesellschaftlicher Lebensbedingungen und gesundheitlicher Fähigkeiten des Menschen. Aaron Antonovsky [1, 2, 4, 5] hat mit seinem salutogenetischen Modell der gesundheitswissenschaftlichen Theoriebildung und ihrer praktischen Anwendung in der Medizin und in anderen Lebensbereichen einen wesentlichen Impuls gegeben. Internationale Forschergruppen haben die sozialwissenschaftlichen und gesundheitspolitischen Ansätze weiterentwickelt. Unter der Führung der Weltgesundheitsorganisation entstand ein neues Paradigma der Gesundheitsförderung. Die vor einem Jahrzehnt formulierte Ottawa-Charta zur Gesundheitsförderung [37] findet weltweite Anerkennung, zunehmend auch in der Medizin.

Ist das Salutogenese-Prinzip ein neues Paradigma der Medizin? Für die über 2000jährige vorwissenschaftliche Ära der abendländischen Medizin ist die Antwort ein eindeutiges Nein, für die gut 100jährige Epoche der naturwissenschaftlich Medizin muß sie Ja lauten. Ob die Theorie der Salutogenese ein neues Leitprinzip der modernen Medizin werden kann, wird die Zukunft zeigen. Sie ist prinzipiell offen. Wir können aber verschiedene Bedingungen benennen, von denen anzunehmen ist, daß sie eine salutogenetische Entwicklung der Medizin fördern werden. Dazu gehören insbesondere Modellprojekte für Gesundheitsförderung in der medizinischen Praxis und neue Anstrengungen auf dem Gebiet der interdisziplinären gesundheitswissenschaftlichen Forschung und Theoriebildung. Nach einem Jahrhundert überaus erfolgreicher Krankheitsforschung und Krankenbehandlung befindet sich die moderne Medizin in einer Krise. Es

Wandel des Gesundheits- und Krankheitsverständnisses

Zeichen einer «salutogenetischen Wende»?

Salutogenese – ein neues Paradigma?

Ausblick

wäre an der Zeit, das Rätsel der Gesundheit zu entschlüsseln, medizinische Körpertherapie und partizipative Gesundheitsförderung zu vereinen, Panakeia und Hygieia miteinander zu versöhnen.

Literatur

1 Antonovsky A: Health, Stress and Coping; New Perspectives on Mental and Physical Well-Being. San Francisco, Jossey-Bass, 1979.
2 Antonovsky A: Unraveling the Mystery of Health. How People Manage Stress and Stay Well. San Francisco, Jossey-Bass, 1987.
3 Antononvsky A: Can attidudes contribute to health? ADVANCES (J Mind-Body Health) 1992; 8: 33–49.
4 Antonovsky A: Gesundheitsforschung versus Krankheitsforschung; in Franke A, Broda M (Hrsg): Psychosomatische Gesundheit. Tübingen, Verlag Deutsche Gesellschaft für Verhaltenstherapie, 1995, pp 3–14.
5 Antonovsky A: The structure and properties of the sense of coherence scale. Soc Sci Med 36: 1993; 725–733.
6 Badura B: Freud versus Selye. Zur Bedeutung der Gefühlsregulierung für die Streßbewältigung. Z Gesundheitswiss J Public Health 1993; Nr. 1: 47–60.
7 Chamberlain K, Petrie K, Azarian R :The role of optimism and sense of coherence in predicting recovery following surgery. Psychology and Health 1992, vol 7, pp 301–310.
8 Dubos R: Mirage of Health. Utopias, Progress and Biological Change. London, Ruskin House, G. Allen & Unwin, 1959.
9 Eckhart W: Rudolf Virchows «Zellenstaat» zwischen Biologie und Soziallehre; in Kemper P (Hrsg): Die Geheimnisse der Gesundheit. Frankfurt/Main, Insel Verlag, 1994, pp 235–239.
10 von Engelhardt D: Geschichte als Therapie der Gegenwart, in Kemper P (Hrsg): Die Geheimnisse der Gesundheit. Frankfurt/Main, Insel Verlag, 1994, pp 11–26.
11 Evans RG, Barer ML, Marmor TR: Why Are Some People Healthy and Others Not? The Determinants of Health of Populations. Berlin, Walter de Gruyter, 1994.
12 Franke A, Broda M (Hrsg): Psychosomatische Gesundheit. Tübingen, Verlag Deutsche Gesellschaft für Verhaltenstherapie, 1993.
13 Giddens A: Sociology. 2nd ed, Cambridge, Polity Press, 1993.
14 Harrison: Prinzipien der Inneren Medizin. Deutsche Ausgabe von «Harrison's Principles of Internal Medicine» (Straub PW, Hrsg). Basel, Schwabe, 1989.
15 Heim E, Willi J: Psychosoziale Medizin. Gesundheit und Krankheit in bio-psychosozialer Sicht. Klinik und Praxis, vol 2. Berlin, Springer, 1986.
16 Hirshberg C, Barasch MI: Remarkable Recovery. London, Headline, 1995.
17 Karasek R, Theorell T: Healthy Work. New York, Basic Books Inc., 1990,
18 Kemper P (Hrsg): Die Geheimnisse der Gesundheit. Medizin zwischen Heilkunde und Heiltechnik. Frankfurt/Main, Insel Verlag 1994.
19 Lamprecht F, Johnen R (Hrsg): Salutogenese. Ein neues Konzept in der Psychosomatik. Frankfurt/Main, Verlag für Akademische Studien, 1994.
20 Languis A, Björval H, Antonovsky A: The sence of coherence concept and its relation to personality traits in Swedish samples. Scand J Caring Sci 1992; 6: 165–171.
21 Larsson G, Kallenberg KO: Sense of coherence, socioeconomic conditions and health. Eur J Public Health 1996; 6: 175–180.
22 Leodolter K. Noack RH: Gesundheitsbericht 1995 für die Steiermark. Graz, Amt der Steiermärkischen Landesregierung, Gesundheitsrefereat, 1995.
23 Luhmann N: Soziale Systeme. Frankfurt/Main, Suhrkamp, 1987.
24 Luhmann N: Der medizinische Code; in: Soziologische Aufklärung. 5. Konstruktivistische Perspektiven. Opladen, 1990, pp 183–195.
25 Lundberg O, Peck MN: Sense of coherence, social structure and health. Evidence from a population survey in Sweden. Eur J Public Health 1994; 4: 252–257.
26 McSherry CW, Holm JE: Sense of coherence: Its effects on psychological and physiological processes prior to, during, and after a stressful situation. J Clin Psychol 1994; 50: 476–487.
27 Midanik LT, Soghikian K, Ransom LJ, Polen MR: Alcohol problems and sense of coherence among older adults. Soc Sci Med 1992; 34: 43–48.
28 Milz H: Ganzheitliche Medizin – Neue Wege zur Förderung der Gesundheit. Königstein, Athenäum Verlag, 1985.

29 MSD Manual der Diagnostic und Therapie. München, Urban und Schwarzenberg, 1984.

30 Noack H, Werner M, Calmonte R: Health Promotion in the Workplace: A Randomized Trial in Improving Health and Reducing Risk of Chronic Disease. AGF-Projektbericht 91/1. Abtlg. für Gesundheitsforschung, Institut für Sozial- und Präventivmedizin, Universität Bern, 1991.

31 Noack H, Bachmann N, Oliveri M, et al.: Fragebogen zum Kohärenzgefühl (SOC-Fragebogen) 1991. Autorisierte Übersetzung des Sense of Coherence Questionnaire, Antonovsky A, 1987, p 189 [s. Lit. stelle 2].

32 Noack, RH, Rosenbrock R: Stand und Zukunft der Berufspraxis im Bereich Public Health, in Schaeffer D, Moers M, Rosenbrock R (Hrsg): Public Health und Pflege. Zwei neue gesundheitswissenschaftliche Disziplinen. Berlin, Edition Sigma, 1994; pp 129–158.

33 Noack RH, Freidl W: How specific is Sense of Coherence as a psychological resource of health? Unpublished paper, presented at the International College of Psychosomatic Medicine, 13th World Congress, Jerusalem, September 1995, Abstractbook, p A164.

34 Noack RH: Public Health, Salutogenese und Gesundheitsförderung, in Lobnig H, Pelikan JM (Hrsg): Gesundheitsförderung in Settings: Gemeinde, Betrieb, Schule und Krankenhaus. Wien, Fakultas-Universitätsverlag, 1996, pp 26–38.

35 Noack, RH: Salutogenese und Systemintervention als Schlüsselkonzepte von Gesundheitsförderung und Public Health. Prävention 1996; 19: 37–39.

36 Ornish D et al.: Can lifestyle changes reverse coronary heart Disease? The Lifestyle Heart Trial. Lancet 1990; 336: 129–133.

37 Ottawa-Charta zur Gesundheitsförderung (1989); in Franzkowiak P, Sabo P (Hrsg): Dokumente der Gesundheitsförderung. Mainz, Verlag P. Sabo, 1993, pp 96–101.

38 Ots Th: Medizin und Heilung in China. Berlin, Dietrich Reimer Verlag, 1987.

39 Pelikan JM, Krajic K, Nowak P: Gesundheitsförderung in und durch das Krankenhaus. Prävention 1996; 19: 60–62.

40 Schaefer H: Gesundheitswissenschaft. Heidelberg, Verlag f. Medizin Dr. E. Fischer, 1993.

41 Scheier MF, Matthews KA, Owens JF: Dispositional optimism and recovery from coronary artery bypass surgery: The beneficial effects on physical and psychological well-being. J Pers Soc Psychol 1989; 57: 1024–1040.

42 Scherwitz L, Ornish D: The impact of major lifestyle changes on coronary stenosis, CHD risk factors, and psychological status: Results from the San Francisco Lifestyle Heart Trial. Homeostasis 1994; 35: 190–197.

43 Schipperges H, Vescovi G, Gene B, Schlemmer J: Die Regelkreise der Lebensführung. Köln, Deutscher Ärzte-Verlag, 1988.

44 Schipperges H: Der Garten der Gesundheit. München, dtv, 1990.

45 Schott H: Die Chronik der Medizin. Dortmund, Chronik Verlag, 1993.

46 Schrott E: Ayurveda für jeden Tag. Die sanfte Heilung für vollkommene Gesundheit und Wohlbefinden. München, Mosaik, 1994.

47 Siegrist J: Sense of coherence and sociology of emotions. Soc Sci Med 1993; 37: 978–979.

48 Siegrist J: Selbstregulation, Emotion und Gesundheit – Versuch einer sozialwissenschaftlichen Grundlegung; in Lamprecht F, Johnen G (Hrsg): Salutogenese. Ein neues Konzept in der Psychomatik? Frankfurt/Main, Verlag für Akademische Studien, 1994, pp 85–94.

49 Siegrist J: Soziale Krisen und Gesundheit. Göttingen, Hogrefe, 1996.

50 Spiegel D, Bloom JR, Kraemer HC, Gottheit HC: Effect of psychosocial treatment on survival of patients with metastatic breast cancer. Lancet 1989; October 14: 888–891.

51 von Uexküll T, Wesiack W: Theorie der Humanmedizin. München, Urban & Schwarzenberg, 1988.

52 van Spijk P: Definition und Beschreibung der Gesundheit. Ein medizinhistorischer Überblick. Schweiz, Gesellschaft für Gesundheitspolitik (SGGP), Schriftenreihe Nr. 22, 1991.

53 Weil A: Spontanheilung, München, Bertelsmann, 1995.

54 Weiner H: Perturbing the Organism. The Biology of Stressful Experience. Chicago, The University of Chicago Press, 1992.

55 von Weizäcker V: Soziale Krankheit und soziale Gesundung. Gesammelte Schriften. Band 8. Berlin, Springer 1930, pp. 31–96. Zit. in Lamprecht F, Johnen G: Salutogenese: Ein neues Konzept in der Psychosomatik? Frankfurt/Main, Verlag für Akademische Studien, 1994.

56 Willke H: Systemtheorie. Stuttgart, Gustav Fischer, 1993.

57 Zeyer A: Das Geheimnis der Hundertjährigen. Zürich, Kreuz Verlag, 1995.

Univ.-Prof. Dr. R. Horst Noack, Institut für Sozialmedizin, Karl-Franzens-Universität Graz, Universitätsstraße 6/I, A-8010 Graz (Österreich)

Bartsch HH, Bengel J (Hrsg): Salutogenese in der Onkologie. Basel, Karger, 1997, pp 106–116

Das Konzept der Salutogenese in der Psychoonkologie

Joachim Weis

Klinik für Tumorbiologie, Freiburg i. Br.

Einleitung

Im Verlauf der beiden letzten Jahrzehnte ist der Begriff der Gesundheit immer stärker ins Zentrum des öffentlichen und wissenschaftlichen Interesses gerückt. Prävention und Gesundheitsförderung sind nicht nur neue gesundheitspolitische Schlagworte, sondern kennzeichnen auch eine neue Sichtweise in der Medizin und den Sozialwissenschaften. Ein interdisziplinärer Forschungsbereich der Gesundheitswissenschaften hat sich seit Ende der 80er Jahre formiert, wobei verschiedene natur- und sozialwissenschaftliche Disziplinen hier Beiträge leisten. Auch innerhalb der Psychologie hat sich die neue Teildisziplin der Gesundheitspsychologie entwickelt. Vor dem Hintergrund dieser Entwicklung wird auch in der Behandlung chronisch körperlich kranker Menschen der Erhaltung verbleibender Fähigkeiten und Ressourcen im Sinne gesunder Anteile zunehmende Aufmerksamkeit geschenkt. Mit dem Konzept der Salutogenese erfährt das lange Zeit in der Medizin und Psychologie vorherrschende Modell der Pathogenese eine wichtige Ergänzung, dessen Bedeutung für das Verständnis der Entstehung und Prävention von chronisch körperlichen Erkrankungen, für die Behandlung und Betreuung sowie für die Sekundär- und Tertiärprävention augenblicklich noch nicht abgeschätzt werden kann.

In dem vorliegenden Beitrag wird die Bedeutung der Salutogenese für die psychosoziale Betreuung der Krebskranken erörtert. Hierbei wird zunächst auf das theoretische Rahmenkonzept der Salutogenese nach Aaron Antonovsky eingegangen; in einem daran anschließenden Teil wird versucht, die Psychoonkologie unter salutogenetischer Perspektive zu analysieren und hierbei mögliche Schlußfolgerungen für die psychologischen Interventionen abzuleiten. In einem dritten Teil werden dann einige mögliche Probleme und Gefahren bei der Übertragung des Konzepts auf die Psychoonkologie dargelegt. Vor dem Hintergund einer kritischen Bestandsaufnahme des Konzepts werden zum Abschluß einige für die Psychoonkologie relevante Forschungsfragen angeschnitten, die zu einer Weiterentwicklung des Konzepts der Salutogenese beitragen können.

(Marginalien: Gesundheitsförderung, Pathogenese)

1. Das Konzept der Salutogenese nach Aaron Antonovsky

Der Begriff der Salutogenese geht auf Antonovsky [1, 2] zurück, der das theoretisch wohl am besten ausgearbeitete Konzept zur Erklärung der Aufrechterhaltung von Gesundheit entwickelt hat. Ausgangspunkt der Forschungen von Antonovsky war die Frage, warum und auf welche Weise die Menschen trotz verschiedener (mikrobiologischer, chemischer, physikalischer, psychologischer, sozialer und kultureller) krankheitserregender Bedingungen gesund bleiben. Beeinflußt durch Forschungsarbeiten aus der sozialen Streßtheorie sowie durch Studien über den Zusammenhang von sozialer Schicht und Krankheit entwickelte Antonovsky sein Konzept der Salutogenese über einen Zeitraum von zirka 10 Jahren. In seinem Konzept werden personale und soziale Ressourcen unterschieden, die zusammen als sogenannte Widerstandsquellen (General-Resistance-Ressources) bezeichnet werden. Der Schwerpunkt seiner Forschungen und seiner Theorie liegt auf den personalen Ressourcen. Die zentrale personale Ressource ist nach Antonovsky das Kohärenzgefühl (Sense of coherence), das im deutschen auch als Kohärenzsinn oder als Kohärenzerleben übersetzt wird. Für Antonovsky ist das Kohärenzgefühl eine globale Orientierung, die ausdrückt, in welchem Umfang jemand ein generalisiertes, überdauerndes, jedoch dynamisches Gefühl des Vertrauens besitzt [2, S. 16ff]. Als Kohärenzgefühl wird ein positives Selbstbild der Handlungsfähigkeit, der Bewältigbarkeit von externen und internen Lebensbedingungen definiert, mit dem Bestreben, den Lebensbedingungen einen subjektiven Sinn zu geben und sie mit den eigenen Wünschen und Bedürfnissen in Einklang zu bringen. Antonovsky formuliert drei Komponenten des Kohärenzgefühls:

Verstehbarkeit,
– Machbarkeit,
– Sinnhaftigkeit.

In seinem Konzept der Salutogenese geht Antonovsky von einer Reihe von theoretischen Grundannahmen aus. Seiner Überzeugung nach sind Gesundheit und Krankheit zwei Extrempole auf einem Kontinuum (Health-Ease ↔ Dis-Ease, HEDE-Kontinuum), wobei es Kräfte im Menschen gibt, die ihn in die eine oder andere Richtung drängen. Die salutogenetische Sichtweise richtet sich auf den ganzen Menschen in seiner bio-psycho-sozialen Einheit [vgl. 3]. Hierbei ist die individuelle Geschichte eines Menschen wichtig, da nur aus ihr diejenigen Faktoren identifiziert werden können, die den Menschen in Richtung auf den Gesundheitspol hin führen. Zugleich geht Antonovsky davon aus, daß die menschliche Existenz immer durch Streßfaktoren bestimmt ist und psychosozialer Streß per se auch gesundheitsfördernd wirken kann, etwa im Sinne einer neuen Herausforderung. Heilung und Therapie sollen darauf ausgerichtet sein, gesundheitserhaltende Faktoren in den Mittelpunkt zu rücken, die dem Menschen helfen, so erfolgreich wie möglich mit den Bedrohungen und Krisen im Verlauf seines Lebens umzugehen [2].

Das Konzept des Kohärenzgefühls steht innerhalb der Psychologie in einer langen Tradition individual-psychologischer Persönlichkeitskonstrukte, die im

Kontext der Streßresistenz bzw. Bewältigung von Belastungen diskutiert werden. Stellvertretend für eine Vielzahl ähnlicher Konstrukte seien hier diejenigen genannt, die die größte konzeptionelle Nähe zur Salutogenese aufweisen: das Hardiness-Konzept [4], das Konzept der Kontrollüberzeugung [5] oder das Konzept des Optimismus [6]. Alle diese Konzepte weisen Ähnlichkeiten in ihren Teilaspekten auf und zeigen zugleich, daß die Grundgedanken der Salutogenese in der Psychologie nicht neu sind, wenngleich der theoretische Rahmen des Salutogenese-Konzeptes sehr viel breiter angelegt ist als bei den meisten der übrigen Persönlichkeitskonstrukte, die kognitiv-emotionale Aspekte in den Vordergrund rücken.

SOC-Skala

Antonovsky war von Anfang an bemüht, sein Konzept empirisch zu fundieren und hat daher einen Fragebogen zur Erfassug des Kohärenzgefühls (Sense of Coherence Scale, SOC) enwickelt [7], der mittlerweile in mehreren Sprachen vorliegt, allerdings in der deutschsprachigen Version noch nicht standardisiert ist. In den letzten Jahren haben sich weltweit unterschiedliche Forschergruppen gebildet, die verschiedene Studien zum Kohärenzgefühl durchgeführt haben und an einer empirischen Überprüfung bzw. Weiterentwicklung des Modells arbeiten. In einer Reihe von Studien konnte gezeigt werden, daß ein hohes Kohärenzgefühl mit niedrigen Angst- und Depressionswerten verbunden ist und niedrige Korrelationswerte im erlebten Alltagsstreß aufweist. Nur vereinzelt finden sich auch Studien, die prospektiv die Bedeutung des Kohärenzgefühls als Protektivfaktor für die psychosoziale Anpassung und Bewältigung von Belastungen untersuchen, wobei sich in diesen wenigen Studien kein einheitliches Bild im Sinne der theoretischen Vorannahmen ergibt; so fanden sich teilweise auch Zusammenhänge zwischen gesundheitsschädigenden Verhaltensweisen (wie beispielsweise Alkoholmißbrauch und Rauchen) und Kohärenzgefühl [8].

Empirische Studien

Betrachten wir insgesamt die vorliegenden Befunde, so finden sich überwiegend korrelative Querschnittsstudien, wobei Untersuchungen an gesunden Personen unter verschiedenen Formen von Belastungen am häufigsten sind [9–12]. Erst in den letzten Jahren werden auch Studien an klinischen Patientengruppen durchgeführt [13, 14]. Tabelle 1 zeigt ausgewählte Ergebnisse aus einigen Validierungsstudien zur SOC-Skala bezüglich des korrelativen Zusam-

Tab. 1. Kohärenzgefühl im Zusammenhang mit anderen psychologischen Merkmalen: Korrelationen ausgewählter Studien

Merkmal	r_{xy}	Autoren
Angst	–0,61	Antonovsky und Sagy [10]
	–0,52	Flannery et al. [9]
Depression	–0,47	Flannery et al. [9]
	–0,60	Frenz et al. [13]
Lebensqualität	0,76	Dahlin et al. [28]
Lebenszufriedenheit	0,54	Sagy und Antonovsky [11]
Optimismus	0,62	Chamberlain et al. [14]
Soziale Unterstützung	0,14	Nyamathi [12]

menhangs zwischen dem Kohärenzgefühl und verschiedenen psychologischen Parametern bzw. der Lebensqualität.

Multimodale Untersuchungsansätze, die neben der psychologischen Ebene des personalen Konstrukts auch somatische Parameter miteinbeziehen, sind ebenso selten wie prospektive Studien. Vor diesem Hintergrund läßt sich das Konzept der Salutogenese als heuristisch wertvoll bewerten, ist jedoch zum gegenwärtigen Zeitpunkt empirisch noch nicht hinreichend abgesichert.

2. Salutogenese in der Psychoonkologie

Eine Krebskrankheit führt im Erleben eines betroffenen Menschen zu einer starken existenziellen Verunsicherung, zum Gefühl des Ausgeliefertseins und der Ohnmacht, zu Kontrollverlust und nicht selten zu einer passiven, sich dem weiteren Schicksal ergebenden Grundhaltung. Der Patient erlebt sehr häufig eine Einengung eigener Handlungsmöglichkeiten und nimmt sich weitgehend nur noch in der Pathologie der Erkrankung wahr. Die Tumorerkrankung wird somit zu einem die ganze Existenz des Patienten umgreifenden Ereignis [15]. Aufgrund der vielfältigen psychosozialen Belastungen hat sich in den letzten beiden Jahrzehnten die zunehmende Einsicht durchgesetzt, daß die moderne Krebsbehandlung den ganzen Menschen in seiner psychischen Befindlichkeit und seiner sozialen Einbettung berücksichtigen muß, ein Konzept, das mit dem Begriff Psychoonkologie bezeichnet wird [16, 17]. In der Folge dieser Entwicklung wurden psychoonkologische Betreuungsansätze entwickelt, die darauf ausgerichtet sind, den Patienten Möglichkeiten der Selbstkontrolle zu vermitteln, die Ressourcen der Person zu stärken und zu fördern sowie die Krankheitsbewältigung allgemein zu unterstützen. Die Behandlungsziele liegen hierbei neben der Reduzierung von krankheits- bzw. behandlungsbedingten Symptomen in einer Verbesserung der psychosozialen Anpassung an die Krankheit und ihre vorübergehenden oder bleibenden Folgen:

– Stärkung des Selbsthilfepotentials (Selbstkontrolle, Selbstverantwortung);
– Ermutigung zum offenen Ausdruck von Gefühlen, insbesondere Angst, Wut und andere negative Gefühle;
– Reduktion von Angst, Depression, Hilflosigkeit und Hoffnungslosigkeit;
– Verbesserung des Selbstwertgefühls und der mentalen Einstellung zur Krebserkrankung;
– Förderung der verbleibenden Gesundheit und personaler Ressourcen;
– Verbesserung der Kommunikation zwischen Patient, Partner und Angehörigen.

In den genannten therapeutischen Zielsetzungen psychoonkologischer Betreuung werden durch die Prinzipien der Ressourcenorientierung, der Selbstverantwortung, der Kompetenzstärkung und des Ansprechens des Selbsthilfepotentials einige zentrale Teilaspekte der Salutogenese deutlich. Vor dem Hintergrund der Lebensbedrohlichkeit der Erkrankung, die den Patienten ängstlich und handlungsunfähig macht, kommt dem Prozeß der kognitiven Umdeu-

Kontrollverlust

Selbstkontrolle

Stärkung des Selbsthilfepotentials

tung und Neu-Bewertung in Richtung auf die gesunden sowie gesunderhalten-
den Faktoren und Mechanismen eine ganz zentrale Rolle zu. Die Bewußtwer-
dung eines selbstverantwortlichen Umgangs für die eigene Gesundheit und das
Erlernen gesundheitsfördernden Verhaltens über Veränderung der Ernährung,
der Bewegungsgewohnheiten und über Wahrnehmung eigener Bedürfnisse
eröffnen für die Patienten neue Handlungsmöglichkeiten und helfen, dadurch

Verhaltenstherapie

dem Kontrollverlust entgegenzuwirken. Die Strategien der kognitiven Neuorientierung, die aus der Verhaltenstherapie abgeleitet und in zahlreichen
psychoonkologischen Behandlungskonzepten [vergleiche 18] angewendet
werden, erfahren durch das Salutogenesekonzept nicht nur eine wichtige
konzeptionelle Ergänzung und Erweiterung, sondern werden in ein übergeord-
netes Verständnis von Krankheit und Gesundheit eingebettet. In der Vermittlung
dieses Konzeptes an die Patienten liegt zugleich eine wichtige, die genannten
psychotherapeutischen Strategien unterstützende therapeutische Funktion. Für
das Arzt-Patienten-Verhältnis kann dies bedeuten, daß der Patient stärker zu
einem gleichberechtigten, aktiven und selbstverantwortlichen Partner in der
Behandlung oder Rehabilitation wird.

Kunsttherapie

Kreative Therapieformen wie Mal-, Musik- oder Tanztherapie werden zunehmend ein fester und unverzichtbarer Bestandteil psychoonkologischer Behandlung; sie dienen dem Ziel, dem Patienten über den nonverbalen Ausdruck der
eigenen Befindlichkeit und die Förderung der Erlebensfähigkeit eigene gesunde
Anteile spüren zu lassen und damit eigene Ressourcen erfahrbar zu machen.
Diese Ausdrucksfähigkeit über die Entdeckung des eigenen kreativen Potentials
sind für Patienten nach einer Krebserkrankung wichtige Quellen, um wieder
Vertrauen oder Wertschätzung für sich finden zu können. Selbst wenn wir über
die Wirkmechanismen dieser Therapierichtungen noch nicht viel wissen und der
Forschungsbedarf sehr groß ist, liegen in den kreativen Therapien viele Mög-
lichkeiten, salutogenetische Prizipien für die Patienten erlebbar zu machen.

Gruppentherapie

Abschließend soll der für die Psychoonkologie wichtige Bereich der Gruppeninterventionen unter salutogenetischer Perspektive betrachtet werden. Neben
der Einzelbetreuung wurden spezielle psychoonkologische Gruppeninterventionen entwickelt, die zumeist zwischen Edukation und Psychotherapie angesiedelt
sind und sich durch einen hohen Strukturierungsgrad auszeichnen [vergleiche
19]. Die meisten Gruppeninterventionen kombinieren Elemente, die sich in der
Betreuung von Krebspatienten als hilfreich erwiesen haben: Gezielte Information und Aufklärung, soziale sowie emotionale Unterstützung, kognitive Um-
strukturierung sowie die Vermittlung von Selbstkontrolltechniken wie Entspan-

Imagination

nungsübungen oder Imaginationsverfahren [20–22]. Übende Verfahren wie das
autogene Training, die progressive Muskelentspannung oder Techniken der
Hypnotherapie sind wichtige Methoden in der psychoonkologischen Betreuung.
Wenngleich keine der klassischen Psychotherapieschulen im Bereich der Psychoonkologie dominieren, so fließen die Konzepte der klientenzentrierten Psychotherapie, der kognitiven Verhaltenstherapie oder der Gestalttherapie hier ein.

Vor allem seit der Veröffentlichung der Studie von Spiegel et al. [23], die auf
die Bedeutung psychosozialer Gruppeninterventionen für die Überlebenszeit
von Krebspatienten hingewiesen hat, ist die Erforschung psychoonkologischer

Gruppenangebote im Hinblick auf die Erfolgskriterien «Lebensqualität» und «somatischer Verlauf» bzw. «Überlebenszeit» der Erkrankung ein zentrales Thema psychoonkologischer Forschung. Selbst wenn derartige Studien in der Durchführung und Kontrolle möglicher Einflußparameter schwierig sind und viele methodische Probleme noch nicht zufriedenstellend gelöst sind, erhalten diese Ergebnisse vor dem Hintergrund des Salutogenese-Modells eine besondere Bedeutung. Wenn wir davon ausgehen, daß alle diese Interventionen darauf abzielen, eigene Ressourcen der Patienten wieder aufzubauen und Möglichkeiten der Selbstkontrolle zu vermitteln, könnten diese Ergebnisse erste Hinweise für die bis in den Bereich des Somatischen sich auswirkende Einflüße der Salutogenese sein; vor dem Hintergrund einer solchen Interpretation deuten diese Befunde in Richtung der Wechselwirkungen zwischen somatischen und psychischen Prozessen. Aufgrund dieser Erkenntnisse werden in neueren Interventionsstudien [vergleiche 19] verschiedene immunologische und endokrinologische Parameter über das Studiendesign kontrolliert. Psychoneuroimmunologische Forschungsergebnisse geben trotz ihres weitgehend noch als experimentell zu bewertenden Charakters weitere Hinweise darauf, daß derartige Zusammenhänge nachweisbar und wissenschaftlich erforschbar sind [24]. Gerade das Konzept der Salutogenese bedarf mit seiner einseitigen Ausrichtung auf die kognitiv-personale Ebene einer Weiterentwicklung in verschiedene Richtungen, die insbesondere für die Umsetzung in der Psychoonkologie von Bedeutung sind. Neben der bereits genannten Notwendigkeit einer Absicherung durch psychoneuroimmunologische Daten bedarf das Konzept einer Fundierung auf der Ebene kognitiv-emotionalen Selbstregulierung unter Einbeziehung soziologischer Erkenntnisse [25]. Aus beiden Richtungen dürften in den nächsten Jahren weitere empirische Ergebnisse zu erwarten sein.

Erfolgskriterien

Psychoneuro-immunologie

Das Rahmenkonzept der Salutogenese ermöglicht für den Therapeuten eine Aufmerksamkeitsschärfung in Richtung auf die verbleibenden Fähigkeiten und Ressourcen, die einer deterministischen und fatalistischen Einstellung gegenüber der Erkrankung entgegenwirken kann. Die Darstellung macht deutlich, daß psychoonkologische Betreuungskonzepte viele Prinzipien der Salutogenese beinhalten, ohne daß direkt auf das Konzept der Salutogenese Bezug genommen wird; derartige Denkansätze sind für die Psychoonkologie nicht neu, sondern waren schon in frühen Konzepten angelegt [vgl. 26, 27], wenngleich eine Einbettung in ein theoretisches Rahmenkonzept bislang weitgehend fehlt. Gerade diese frühen psychoonkologischen Ansätze, die von verschiedener Seite kritisiert wurden und eine Weiterentwicklung erfahren haben, sind jedoch auch ein gutes Beispiel dafür, welche Probleme und Gefahren in einem Konzept wie der Salutogenese liegen können.

Therapeuten

3. Mögliche Probleme und Gefahren der Umsetzung des Konzepts

Das Konzept der Salutogenese ist ein innovatives Konzept, welches in seinen Aussagen altbekannte Elemente enthält und dessen Traditionen weit in die Geschichte der Medizin und der Psychotherapie zurückreichen. Es handelt sich um ein Konzept, das als Heuristik sehr wertvoll ist, dessen empirische Überprüfung aber noch weitgehend aussteht. Dies trifft insbesondere für die Anwendung oder Übertragung auf Patienten mit chronischen körperlichen Erkrankungen wie der Krebserkrankung zu. Mit Blick auf die praktisch therapeutische Bedeutung und die wissenschaftliche Weiterentwicklung dieses Konzepts in verschiedenen Bereichen erscheint daher eine kritische Haltung angezeigt, die auch auf mögliche Probleme und Gefahren aufmerksam macht, die gerade im Bereich der Onkologie wichtig sind. Notwendigerweise können diese Ausführungen – gemäß dem Stand des Konzeptes in seiner Umsetzung für die Onkologie – nur skizzenhaft sein und sollen mit zu einer Weiterentwicklung dieses Konzepts in der Psychoonkologie beitragen.

Während Antonovskys Ausgangsfrage, welche psychischen Faktoren zur Gesunderhaltung beitragen, primär in Richtung auf die Präventionsforschung weist, haben wir es in der Behandlung von Krebspatienten mit Menschen zu tun, die schwer und zu einem großen Anteil auch unheilbar krank sind. Die Frage in der Onkologie muß oder kann also nur lauten, inwieweit das Ansprechen und die Förderung gesunder Anteile im Menschen zu einer besseren Krankheitsbewältigung oder Verbesserung der Lebensqualität (psychische Ebene) beitragen bzw. mittelbar den somatische Verlauf günstig beeinflußen oder eine Rezidivierung verhindern (somatische Ebene) kann. Für die Psychoonkologie bedeutet dies folgerichtig, daß das Konzept der Salutogenese sensu Antonovsky erweitert werden muß und nur im Sinne der Sekundär- oder Tertiärprävention umgesetzt werden kann. Hierbei ist die Differenzierung zwischen Patienten, die kurativ behandelt bzw. geheilt sind, und Patienten, bei denen eine Heilung nicht möglich ist, von besonderer Bedeutung. Für die erste Gruppe hat die Gesundheitsförderung eine völlig andere praktisch-klinische Relevanz als für die Gruppe palliativ behandelter Patienten. Für kurativ behandelte Patienten kann die Umsetzung in Richtung auf einen strukturierten Gesundheitsplan zur Erarbeitung einer neuen Lebensperspektive ein wesentlicher Baustein zur Krankheitsbewältigung sein, während für Patienten in der palliativen Situation oder in der Phase der Progredienz das Salutogenese-Konzept allenfalls einen Beitrag zu einem individuellen, auf ein inneres psychisches Wachstum orientiertes Konzept der Sinnfindung leisten kann. In der Umsetzung in dem zuletzt angesprochenen Bereich stehen wir jedoch noch ganz am Anfang; hier bleiben die weiteren Entwicklungen in der Rezeption des Salutogenese-Konzepts abzuwarten.

Gerade bei der zuletzt genannten Zielgruppe, die einen großen Teil der onkologischen Patienten ausmachen, möchte ich auf eine Gefahr aufmerksam machen, die bei allem innovativen Anreiz des Salutogenese-Gedankens dieses Konzept in sich birgt. Es ist dies die Gefahr der Verdrängung und der Gegenübertragung, jenes Phänomens, das die Psychoanalyse beschrieben hat als die Übertragung eigener Probleme des Therapeuten auf den Patienten. In einer Situation, in der wir als Psychologen oder Ärzte sehr häufig therapeutisch wenig bewirken können, werden wir mit der eigenen Ohnmacht konfrontiert. Hier bietet sich ein Konzept wie die Salutogenese an, die Schattenseite der Onkologie zu verdrängen und die Ohnmacht dadurch besser ertragen zu können, daß wir den Patienten stärker auf seine eigenen Ressourcen verweisen. Eine mögliche Folge ist, daß die Selbstheilungskräfte des Patienten überstrapaziert werden, wie sich das sehr schön in frühen psychoonkologischen Arbeiten wie etwa den ersten Publikationen von Simonton et al. [24] aufzeigen läßt. Es ist hier nur ein kleiner Schritt zu dem in populärwissenschaftlichen Darstellungen immer wieder zu findenden Aufforderungen zum positiven Denken, was in seiner normativen Einseitigkeit den Patienten eher überfordern kann, als daß es ihm als Bewältigungsstrategie hilfreich ist. Das positive Denken ebenso wie das Salutogenesemodell kann in der Therapeut-Patient Beziehung zu einem Zusammenspiel von Verdrängung und Bewältigung führen, und sich möglicherweise als schädlich erweisen, wenn klinische Realität und deren Bewältigungsstrategie zu weit auseinanderklaffen. Die praktisch psychoonkologische Arbeit mit Krebspatienten zeigt, daß die Betonung der Selbstverantwortung und das Vertrauen auf die eigenen psychischen Kräfte der Kontrolle eine Gratwanderung darstellen, wo psychotherapeutisch der Weg zwischen dem Bedürfnis nach Regression und dem Wunsch nach Passivität auf der einen Seite, sowie der Herausforderung des Patienten zu einer die eigenen Ressourcen einsetzende aktive Bewältigungsstrategie und Gesundheitsförderung auf der anderen Seite gefunden werden muß.

Überforderung des Patienten

4. Forschungsdesiderata und Ausblick

Zusammenfassend kann das Konzept der Salutogenese als ein sich in der Entwicklung befindliches Konzept bewertet werden, das seine Urspünge in der psychosozialen Streßforschung hat und erst seit wenigen Jahren in den verschiedenen Bereichen rezipiert wird. Auch in der Psychosomatik und mit geringer zeitlicher Verzögerung in der Medizin stößt dieses Konzept auf ein zunehmendes Interesse, wobei im deutschsprachigen Bereich eine Rezeption erst in den letzten Jahren begonnen hat. Der vorliegende Beitrag versuchte, die Bedeutung und mögliche Ansatzpunkte für eine Umsetzung dieses Konzepts für die Psychoonkologie zu diskutieren. Hierbei haben die Ausführungen gezeigt, daß das praktische Anwendungsfeld der Psychoonkologie einige Grundgedanken des Salutogenese-Modell realisiert, ohne daß theoretisch oder konzeptionell explizit auf das Konzept Bezug genommen wird; so finden sich keine Hinweise bei Klassikern der Psychoonkologie (wie etwa Meerwein, LeShan oder Simonton) über eine Rezeption Antonovskys Konzept, was vor dem Hintergrund eines zunächst auf die Primärprävention ausgerichteten Forschungsinteresses Antonovskys nicht weiter verwundert. In diesem letzten Abschnitt soll aufgezeigt werden, welche Forschungsfragen mit Blick auf die Umsetzung des Salutogenese-Modells für die Psychoonkologie vorrangig sind.

Bezüglich des Persönlichkeitskonstrukts «Kohärenzgefühl» kann festgehalten werden, daß es in seiner Bedeutung für die Krankheitsbewältigung einer empirischen Absicherung bedarf. Psychometrische Fragen der Operationalisierung sind noch nicht zufriedenstellend geklärt (qualitative vs. quantitative Methoden); ebenso muß die empirische Abgrenzung zu verwandten Persön-

Operationalisierung des Konzepts

lichkeitsmerkmalen als weitgehend ungeklärt gelten; die vorliegenden Studien zur Validität des Konzepts sind hier nicht ausreichend. Von Antonovsky selbst wurde immer wieder darauf hingewiesen, daß die SOC-Skala nicht mit dem Konzept gleichgesetzt werden kann und als nur eine mögliche Form der Operationalisierung weiterentwickelt werden muß. Für Patienten mit einer Krebserkrankung muß die Bedeutung des Kohärenzgefühls zunächst einmal deskriptiv erfaßt werden, damit etwa Vergleiche zu anderen Diagnosegruppen oder zu Gesunden möglich sind. Zusammenhänge des Kohärenzgefühls mit objektiven Daten wie körperlicher und seelischer Gesundheitszustand, AU-Zeiten, Berentung und Inanspruchnahme von Arztleistungen müssen untersucht werden. Untersuchungen über die Zusammenhänge zwischen dem Kohärenz-

gefühl und Immunaktivität, psychophysiologische oder neurohormonale Regulationsprozesse sind gerade für die Psychoonkologie von besonderer Bedeutung, da bei Krebspatienten eine Vielzahl von psycho-somatischen sowie somato-psychischen Wechselwirkungen zu beobachten sind, die häufig eine differentielle Diagnostik der psychischen Prozesse erschweren.

Historisch steht Antonovsky in der Tradition der transaktionalen Theorie der Belastungsverarbeitung, in der das Streßkonzept unter der Perspektive individueller Verarbeitungs- und Bewertungsstrategien in der Interaktion von Person und Umwelt neu gefaßt wurde; allerdings gilt die Aufmerksamkeit der saluto-

genetischen Blickrichtung dem Präventivaspekt und einer Orientierung des Menschen, die im Belastungsfalle geeignete Bewältigungsstrategien induzieren kann. Antonovsky selbst hat das Konzept des Kohärenzgefühls in Zusammenhang mit den Ergebnissen der Bewältigungsforschung diskutiert. Hierbei war für ihn immer wieder die Fage interessant, inwieweit die Grunddisposition des Kohärenzgefühls als Persönlichkeitsmerkmal dazu beiträgt, entsprechend adäquate und situationsangemessene Bewältigungsstrategien zu ermöglichen. Das Salutogenese-Konzept kann einen Beitrag dazu leisten, die Interaktion von situationsbezogenen Bewältigungsformen und dispositionellen Grundorientierung mit Blick auf eine erfolgreiche Bewältigung besser zu erklären. Über einen solchen Erklärungsansatz könnte möglicherweise die bisher unbeantwortete Frage nach günstigen oder ungünstigen Bewältigungsformen zufriedenstellender beantwortet werden als bisher. Insofern sind beide Richtungen als komplementär zueinander anzusehen und sollten integriert werden. Weiterhin wäre in Forschungsarbeiten zu klären, inwieweit tatsächlich durch diese Interaktion von Bewältigungsmechanismen und personaler Disposition im Sinne des Kohärenzgefühls eine bessere Krankheitsbewältigung möglich ist.

Weitere Forschungsarbeiten müssen zeigen, inwieweit die psychoonkologischen Interventionen in der Lage sind, das Kohärenzgefühl zu stärken und dadruch mittelbar das Bewältigungspotential der Patienten zu verbessern. In Erweiterung der rein psychologischen Ebene sollten Korrelationsstudien aufzeigen, inwieweit somatische Parameter (etwa aus dem Bereich der für die Krebskrankheit relevanten Immunparameter) Zusammenhänge mit den als Kohärenzgefühl beschriebenen Eigenschaften einer Person darstellen und Beeinflussungen durch entsprechende Interventionen auf somatischer und psychischer Ebene möglich sind. Momentan sind wir hinsichtlich der empirischen Umsetzung auf den vorliegenden Fragebogen, den Antonovsky noch mitentwickelt hat, angewiesen. Die zahlreichen psychometrischen Probleme, offene Fragen der Standarisierung und Validierung machen es sicher für die nächste Zukunft schwer, hier einen angemessenen Untersuchungsansatz zu finden. Ähnlich wie auch für die Bewältigungsforschung gilt es, einen multi-methodalen und multimodalen Forschungsansatz zu realisieren, denn nur in Verbindung von psychischen und somatischen Parametern lassen sich komplexe Konzepte wie das der Salutogenese falsifizieren. Forschungsarbeiten in den nächsten Jahren werden zeigen, inwieweit die Innovation des Salutogenesekonzepts auch für die Onkologie bzw. Psychoonkologie zum Tragen kommen wird. Nur über eine empirische Absicherung ist es möglich, mittel- und langfristig den heuristischen Wert eines derartigen Konzepts zu prüfen, zumal gerade die Psychoonkologie eine Disziplin ist, in der Fakten und Mythen oft schwer zu trennen sind.

Psychometrie

Euphorisch sprechen einige Forscher bereits von einem Paradigmenwechsel sensu Kuhn; aufgrund der fehlenden empirischen Absicherung und der vielen offenen Fragen dürfte dies überzogen sei. Wir befinden uns vielmehr in einer Phase des Umbruchs, in der es zu klären gilt, inwieweit sich salutogenetisches und pathogenetisches Denken komplementär ergänzen können. Wir erhalten vom Salutogenese-Konzept zahlreiche Anregungen, über unsere Therapiekonzepte, das Gesundheitssystem und Möglichkeiten der ganzheitlichen Prävention aus anderer Perspektive nachzudenken und mögliche praktische Implikationen zu erarbeiten. Darüber hinaus betont das Konzept der Salutogenese in einem bio-psycho-sozialen Denkmodell die Bedeutung der psychologischen Aspekte für die Erklärung von Gesundheit und Krankheit. Gerade wegen der vielen ungelösten Probleme muß das Konzept der Salutogenese für die Psychoonkologie empirisch besser abgesichert und weiterentwickelt werden.

Paradigma-Wechsel

Literatur

1 Antonovsky A: Health, Stress and Coping: New Perspective on Mental and Physical well-being. San Francisco, Jossey-Bass, 1979.

2 Antonovsky A: Unraveling the Mystery of Health. San Francisco, Jossey-Bass, 1989.

3 Engel GL: The need for a new medical model: A challenge for biomedicine. Science 1977; 196: 129–136.

4 Kobasa S: Stressful live events, personality and health. An enquiry into hardiness. J Pers Soc Psychol 1979; 37: 1–11.

5 Rotter J: Generalised expectancies for internal versus external control of reinforcement. Psychol Monogr 1996; 80: 1, 619.

6 Scheier M, Carver C: Optimism coping and health assessment and implications of generalized outcome expectancies. Health Psychol 1985; 3: 219–247.

7 Antonovsky A: The structure and properties of the sense of coherence scale. Soc Sci Med 1993; 36: 725–733.

8 Gallagher T, Wagenfied M, Baro F, Haepers K: Sense of coherence, coping and care-givers role overload. Soc Sci Med 1994; 39: 1615–1622.

9 Flannery R, Perry C, Penk W, Flannery G: Validating Antonovsky's sense of coherence scale. J Clin Psychol 1994; 50: 574–577.

10 Antonovsky A, Sagy S: The development of a sense of coherence and its impact on a response to stress-situations. J Social Psychol 1986; 126: 213–225.

11 Sagy S, Antonovsky A: Explaining live-satisfaction in later life: The sense of coherence model and activity theory. Behav Health Aging 1990; 1: 11–25.

12 Nyamathi A: Relationship of ressources of emotional distress, somatic complaints and high risk behaviour in drug recovery in homeless minority women. Res. Nurs Health 1991, 14: 269–278.

13 Frenz A, Carrey M, Jorgensen R: Psychometric evaluation of Antonovsky's sense of coherence scale. Psychol Assess 1993; 5: 145–153.

14 Chamberlain K, Petrie K, Azariah R: The role of optimism and sense of coherence in predicting recovery following surgery. Psychol Health 1992; 7: 301–310.

15 Koch U, Beutel M: Psychische Belastungen und Bewältigungsprozesse bei Krebspatienten, in: Koch U, Lucius-Hoene G, Stegie R, (Hrsg): Handbuch der Rehabilitationspsychologie, pp 397–434. Berlin, Springer, 1988.

16 Meerwein F (Hrsg): Einführung in die Psycho-Onkologie, 4. Auflage. Bern, Huber, 1991.

17 Holland J, Rowland J (eds): Handbook of Psychooncology. New York, Oxford University Press, 1989.

18 Moorey S, Greer S: Psychological Therapy for Patients with Cancer. Oxford Heinemann Medical Books, 1989.

19 Fawzy F, Fawzy N, Arndt L, Pasnau R: Critical review of psychosocial interventions in cancer care. Archives Gen Psychiatry 1995; 52: 100–113.

20 Spiegel D: Essentials of psychotherapeutic intervention for cancer patients. Support Care Cancer 1995; 3: 252–256.

21 Cunningham A: The Healing Journey. Overcoming the Crises of Cancer. Toronto, Key Porter Books, 1992.

22 Simonton OC, Henson R: Auf dem Wege der Besserung. Hamburg, Rowohlt, 1993.

23 Spiegel D, Bloom JR, Kraemer HC, Gottheil E: Effect of psychosocial treatment on survival of patients with metastatic breast cancer patients. Lancet 1989, II: 888–891.

24 Schulz KH, Schulz H: Overview of psychoneuroimmunological stress- and intervention studies in humans with emphasis on the use of immunological parameters. Psycho-Oncology 1992; 1: 51–70.

25 Siegrist J: Sense of coherence and sociology of emotions. Soc Sci Med 1993; 37: 978–979.

26 Simonton OC, Matthews-Simonton S, Creighton J: Wieder gesund werden. Eine Einleitung zur Aktivierung der Selbstheilungskräfte für Krebspatienten und ihre Angehörigen. Hamburg, Rowohlt, 1992.

27 LeShan L: You Can Fight for Your life. Emotional Factors in the Treatment of Cancer. New York, Evans, 1979.

28 Dahlin L, Cederblad M, Antonovsky A, Hagnell O: Childhood vulnerability and adult invincibility. Acta Psychiatr Scand 1990; 82: 228–232.

PD Dr. phil. Joachim Weis, Psychosoziale Abteilung, Klinik für Tumorbiologie, Breisacher Straße 117, D-79106 Freiburg (Deutschland)

Bartsch HH, Bengel J (Hrsg): Salutogenese in der Onkologie. Basel, Karger, 1997, pp 117–126

Die Bedeutung salutogenetischer Prinzipien in der klinischen Onkologie

Hans Helge Bartsch, Andreas Mumm

Klinik für Tumorbiologie, Freiburg i. Br.

Die anerkannten Strategien zur Bekämpfung von Tumorerkrankungen basieren in der klinischen Onkologie im wesentlichen auf den drei Prinzipien:

- Früherkennung
- Differenzierte, spezifische Therapie
- Langfristig orientierte Nachsorge.

In allen drei Bereichen wurden in den letzten Jahrzehnten in Deutschland, wie auch weltweit, kaum abschätzbare wissenschaftliche, klinisch-medizinische, gesundheitspolitische und damit auch immense finanzielle Anstrengungen unternommen, um Ursachen, Verlauf und Folgen von Krebserkrankungen nachhaltig zu bekämpfen. Trotz unbestrittener Fortschritte in allen oben genannten Gebieten sind wir mit dem Phänomen konfrontiert, daß in Deutschland Krebserkrankungen auf Platz zwei der Mortalitätsstatistik aufgerückt sind, mit guten Chancen, bald die Spitzenposition einzunehmen. Gleichzeitig hat sich die Prognose für die am häufigsten vorkommenden Karzinome der Brust, der Lunge oder des Dickdarms im Stadium der Disseminierung, trotz aller Bemühungen in den letzten drei Jahrzehnten, nicht spürbar verändert [1]. Andererseits ist jedoch belegt, daß mit einer immer sensitiveren, apparativen und labortechnischen Diagnostik häufiger Frühstadien von Tumorerkrankungen identifiziert werden können und damit eine Zunahme kurativer Chancen, zum Teil in Kombination mit eingreifenden adjuvanten Therapiestrategien, zu verzeichnen ist [2]. Hieraus ergibt sich zwangsläufig die Frage, ob weiterer Fortschritt letzlich nur von noch spezifischeren Früherkennungsmethoden, vielleicht sogar einem molekulargenetischen Risiko-Screening, erwartet werden kann. Heute existieren für eine ganze Reihe von hämatologischen und lymphatischen Systemerkrankungen, aber auch von soliden Tumoren, eindeutige Hinweise auf genetisch determinierte Krebsrisikobelastungen [3]. Die zu Beginn der 80er Jahre an einigen Institutionen der USA eingeschlagene experimentelle Strategie, beispielsweis bei jungen Frauen mit einer familiären Anamnese von Brustkrebserkrankungen mittels Mastektomie eine Krebsprophylaxe zu betreiben, ist durch neue molekularbiologische Befunde in Brustkrebsfamilien wie-

Prognose epithelialer Tumoren

Genetisches Krebsrisiko

der sehr aktualisiert worden. So ist z. B. durch Nachweis von bestimmten Mutationen des mit familiärem Brust- und Ovarialkarzinom assoziierten Tumorsuppressorgens BRCA1, lokalisiert auf Chromosom 17, das Risiko, mit 50 bzw. 70 Jahren an Brust- oder Ovarialkrebs zu erkranken, auf 60% bzw. sogar 82% erhöht. Diese Situation trifft aber insgesamt nur auf weniger als 2% aller Brustkrebsfälle zu [4].

Führen uns derartige Befunde zwangsläufig in ein Zeitalter, in dem molekulargenetisches Risiko-Mapping gefolgt wird von gentherapeutischen Interventionen, um pathogenetisches Potential frühzeitig, das heißt noch vor Krankheitsausbruch, zu beseitigen? Es läßt sich unschwer abschätzen, welchen Umfang derartige Screening-Programme haben müßten, um nicht nur die vielen potentiellen Tumorerkrankungen der verschiedensten Organsysteme, sondern möglichst auch noch weitere genetische Webfehler mit Krankheitswert zu identifizieren. Neben diesen grundsätzlichen Überlegungen zur Verfügbarkeit molekulargenetischer Testverfahren stellen sich aber auch Fragen zum kompetenten und ethischen Umgang mit den Ergebnissen dieser überwiegend experimentellen Methoden durch die Ärzte, ebenso wie auch Akzeptanzfragen der Zielpersonen. Aus diesem Grund sah sich die American Society of Clinical Oncology berufen, eine Stellungnahme zum Umgang mit molekulargenetischen Testverfahren und deren Interpretation sowie Ergebnisvermittlung an Patienten abzugeben [5].

Akzeptanz und ethische Fragen molekulargenetischer Tests

Die Kernaussagen in dieser Stellungnahme verpflichten einerseits onkologisch tätige Ärzte zur Dokumentation familiärer Krebsbelastungen sowie zur Beratung betroffener Familien. Molekulargenetische Diagnostik darf nur mit Zustimmung der zu Untersuchenden nach vollständiger Aufklärung erfolgen. Andererseits wird eine öffentliche Aufsicht über diejenigen Labors und deren Testmethoden empfohlen, die molekulargenetische Verfahren zur Erkennung einer Krebsdisposition anbieten. Schließlich wird ein Schutz gegenüber Krankenversicherungen gefordert, die möglicherweise von Ergebnissen derartiger Tests erfahren, sowie eine langdauernde wissenschaftliche Evaluation psychosozialer Auswirkungen der genetischen Testung in Risikopopulationen.

Schutz vor Datenmißbrauch

Mit Recht erheben sich aber auch ernsthafte Zweifel, ob ein derartig perfektioniertes Diagnose- und Reparaturmodell in der Heiltechnik der einzige Schlüssel zur Verbesserung der nach wie vor kritischen Situation sein kann.

Neben diesen Zweifeln aus der medizinisch-wissenschaftlichen Welt an einer solchen Perspektive stoßen diese Entwicklungen aber auch auf Akzeptanzprobleme in der breiten Bevölkerung. Im Oktober 1995 legte das EMNID-Institut für empirische Sozialforschung einen Bericht über die im Auftrag des Wissenschaftszentrums Nordrhein-Westfalen durchgeführte Befragung zur «Medizin der Zukunft» vor [6]. Obwohl in der Untersuchung 91% der Befragten der These zustimmten, daß durch technischen Fortschritt immer mehr Krankheiten heilbar werden, lehnten 43% der Befragten im Westen und 52% im Osten genetische Tests zur Feststellung einer erblichen Krebsbelastung ab. Mit jeweils 94% wurde aber zugestimmt, daß Gesundheitsvorsorge immer wichtiger werden müsse, ebenso wie die Bemühungen intensiviert werden sollten, Menschen stärker zu gesunder Lebensweise anzuhalten.

Studie «Medizin der Zukunft»

Dagegen ergaben Untersuchungen in den USA an Verwandten 1. Grades von Patienten mit Ovarialkarzinomen, daß 75 % definitiv und 20 % wahrscheinlich die genetische Analyse einer möglichen Krebsgefährdung durch Nachweis eines veränderten BRCA1-Gens wünschen [7].

Neben intensiven Bemühungen von medizinischer wie politischer Seite zur Förderung des Gesundheitsbewußtseins in der Bevölkerung wurden in den vergangenen zwei Jahrzehnten zahlreiche Präventivstudien zur Verringerung des Krebsrisikos, z. B. durch die zusätzliche Einnahme von Vitaminen, durchgeführt [8]. Obwohl die positiven Auswirkungen gesunder Ernährungsgewohnheiten (fettreduziert, hoher Anteil von Gemüse und Obst) unbestritten sind, konnte die zusätzliche Vitaminsubstitution weder bei gesunden Personen [9] noch in Risikokollektiven (Raucher, ehemalige Raucher oder asbestdisponierte Arbeiter) einen Nutzen im Sinne einer geringeren Krebsmorbidität nachweisen [10].

Krebs und Ernährung

In diesem Zusammenhang stellt sich die grundsätzliche Frage, ob es denn überhaupt übergeordnete Regelsysteme in unserem Organismus gibt, die unabhängig von molekularen oder biochemischen Bedingungen Einfluß auf das Gleichgewicht zwischen Gesundheit und Krankheit nehmen können oder ob das postulierte Fehlen solcher Regelsysteme nur ein noch vorhandenes Wissensdefizit reflektiert. Besondere Zweifel müssen diesbezüglich gerade im Zusammenhang mit der Entstehung von Tumorerkrankungen geäußert werden.

Spontanremissionen von Tumorerkrankungen als Ausdruck salutogenetischer Potentiale?

Das von Aaron Antonovsky [11] entwickelte Konzept zur Erklärung der Aufrechterhaltung von Gesundheit, auf das in den verschiedenen Beiträgen dieses Buches Bezug genommen wird, könnte möglicherweise eine Interpretationshilfe – z. B. des Phänomens spontaner Tumorremissionen – sein, könnte aber auch als strategische Leitlinie für Tumorpatienten dienen. In der klinischen Onkologie wird immer wieder das zwar seltene, aber teilweise sehr gut dokumentierte Phänomen der Spontanheilungen von Krebserkrankungen angeführt. Verglichen mit den über 200 000 an den Folgen von Krebserkrankungen jährlich allein in der Bundesrepublik sterbenden Patienten, erscheinen die in der Weltliteratur bisher publizierten etwa 1100 Fälle von spontanen Heilungen, davon allein 15 % bei Nierenkarzinomen, jedoch wie Fixsterne im Dunkel des onkologischen Alltags [siehe bei 14].

Spontanheilungen von Krebs

Als ein Beispiel soll aus dem Buch von S. Rosenberg und Barry [12] die Krankengeschichte eines Mannes skizziert werden, dessen Krankheitsverlauf für S. Rosenberg zu einem Schlüsselerlebnis wurde, die seine weitere wissenschaftliche Arbeit mitprägte:

Ein 51jähriger Mann wurde mit heftigen Abdominalschmerzen in die chirurgische Ambulanz einer amerikanischen Klinik eingeliefert. In den vorausgegangenen Wochen hatte er erheblich an Gewicht verloren. Es bestand längerer Alkohol- und Nikotinabusus. Nach präoperativer Diagnostik wurde der Verdacht auf ein Magenkarzinom erhoben, es erfolgte eine

Beispiel Magenkarzinom

Probelaparotomie. Dabei wurde ein in die Leber und Lymphknoten metastasiertes fortgeschrittenes Magenkarzinom klinisch und auch pathologisch gesichert. Nach einer palliativen Zweidrittel-Resektion des Magens und damit Entfernung nur eines Teils des Tumors, unter Belassung der Leber- und Lymphknotenmetastasen, wurde die Operation beendet. Die Lebensprognose dieses Patienten lag damit bei wenigen Monaten.

Zwölf Jahre später wurde derselbe Patient, diesmal wegen eines Gallensteinleidens, erneut in der Klinik, in der er vorbehandelt worden war, aufgenommen. Zwischenzeitlich hatte er sich weder einer weiteren operativen noch medikamentösen oder sonstigen Therapie unterzogen. Nach Studium der noch von damals vorhandenen Krankenakte und einer Anamnese und Befunderhebung erfolgte erneut eine Laparatomie zur Gallenblasenentfernung. Dabei wurden weder am Restmagen noch in der Leber oder in den Lymphknoten die damals zurückgelassenen Karzinommetastasen vorgefunden. Es wurden sogar noch einmal die histologischen Schnitte der früheren Operation einem weiteren Pathologen vorgelegt, der die Diagnose jedoch bestätigte.

Damit war bei diesem Patienten eine Spontanheilung seines fortgeschrittenen Tumorleidens eingetreten.

Dem zunächst naiv anmutenden und letztlich auch erfolglosen Versuch, durch Übertragung von Serum dieses oben genannten Patienten auf einen anderen an Magenkarzinom Erkrankten eine vergleichbare therapeutische Wirkung zu erzielen, folgten jedoch wesentliche Pionierleistungen auf dem Gebiet der Tumorimmunologie.

Heute sind mit dem Namen S. Rosenberg erste Therapiestrategien mit Interleukin-2, Lymphokin-aktivierten Killerzellen, tumorinfiltrierenden Lymphozyten und die ersten gentherapeutischen Studien verknüpft.

Fauvet et al. [13] publizierten 202 Fälle spontaner Tumorrückbildungen, die in den Jahren 1866 bis 1960 beschrieben worden sind. In einer Übersichtsarbeit stellen Heim und Köbele [14] nochmals die in der internationalen Literatur publizierten Berichte über Spontanremissionen von Tumoren zusammen (Tab. 1). In einer eigenen Recherche beschrieben die Autoren 8 Patienten mit

Tab. 1. Publizierte Arbeiten über Spontanremissionen von Tumorerkrankungen (aus 20 Arbeiten ausgewählt) [aus 14]

Tumortyp	Fauvet et al.	Boyd	Everson and Cole	Challis and Stam	O'Regan and Hirshberg
Niere	16	3	33	68	42
Neuroblastom	17	15	29	43	30
Malignes Melanom	11	11	19	70	14
Brust	16	15	6	22	22
Malignes Lymphom	–	–	–	70	13
Leukämie	–	–	–	53	17
Lunge	1	4	2	25	8
Retinoblastom	2	17	–	33	7
Blase	19	1	13	6	2
Hoden	5	2	8	16	2
Magen	16	3	4	10	6
Kolon/Rektum	10	3	8	10	4
Chorionepitheliom	13	3	19	1	3
Weichteilsarkome	19	4	11	2	7
Knochensarkome	3	2	8	3	6
Andere	54	15	22	57	33
Gesamtfälle	202	98	182	489	216

Spontanremissionen unterschiedlicher histologischer Tumortypen, deren Daten innerhalb eines Zeitraumes von 2 Jahren gesammelt wurden.

Als wesentliche Faktoren bei der spontanen Rückbildung von Tumoren werden biologische Faktoren wie immunologische Abwehrmechanismen, zelluläre Differenzierungssignale, hormonale Regelvorgänge oder Alterationen der Onkogen-Expression diskutiert. Von einigen Autoren werden aber auch psychosoziale Faktoren wie Religiosität, Krankheitsakzeptanz/-verantwortung oder veränderte interpersonelle Beziehungen als mögliche Ursachen angeführt [15–17]. Ursachen von Spontanheilungen

Bereits 1966 haben die Psychoanalytiker Schmale und Iker [18] den engen Zusammenhang zwischen Optimismus/Pessimismus und Erkrankungsrisiko an 68 Frauen, die mit Verdacht auf Gebärmutterkrebs zur Gewebeprobeentnahme in die Klinik kamen, untersucht. Die Befragung fand statt, bevor die medizinische Diagnose feststand. 28 der 68 Frauen hatten Krebs, bei den 40 anderen war der Verdacht unbegründet. Auf der Basis der Optimismus/Pessimismus-Werte konnten Schmale und Iker 68% der Krebsfälle und 77% der nicht erkrankten Fälle richtig vorhersagen. Ähnliche Studien sind von Spence und Seligman [19] beschrieben, wobei allen Untersuchungen erhebliche methodische Probleme, den langfristigen Zusammenhang von Hoffnung und Gesundheit zu beweisen, zugrunde liegen. Psyche und Krebs

Spiegel et al. [20] berichten über eine randomisierte Studie, in der 86 Patientinnen mit metastasiertem Mammakarzinom untersucht wurden. 50 Patientinnen wurden in einer Selbsthilfegruppe mit wöchentlichen Terminen 1 Jahr lang intensiv psychosozial betreut, die anderen 36 Patientinnen dienten als Kontrolle. Die Autoren fanden eine statistisch signifikante Verdopplung der Überlebenszeit in der Interventionsgruppe. Vergleichbare Untersuchungen von Fawzy et al. [21] und Greer et al. [22] haben zum Teil uneinheitliche Resultate im Hinblick auf den definitiven Wert psychosozialer Interventionen bei Patientinnen mit fortgeschrittenem Mammakarzinom – gemessen an der Überlebenszeit – geliefert. Psychosoziale Interventionen

An dieser Stelle soll nicht näher auf die zum Teil kontrovers geführten Diskussionen um diese Befunde eingegangen werden, ebensowenig soll damit suggeriert werden, daß Tumorerkrankungen ausschließlich durch positives Denken, gesunde Ernährung und Lebensweise sowie mit Naturheilmitteln behandelt werden könnten. Zu diskutieren sind aber Ideen und Thesen, die auch ein erweitertes ärztliches Handlungsspektrum einschließen und vielleicht geeignet sind, Ressourcen in Tumorpatienten zu mobilisieren, die als gesundheitsfördernde Potentiale dazu dienen, einen günstigen Einfluß auf Krankheitsverläufe zu initiieren, unabhängig von anderen prognostischen Faktoren. Diese Perspektiven werden eingehend von J. Weis in diesem Buchband diskutiert.

Wenn man an den Ausgangspunkt dieser Überlegungen zurückgeht, so könnten diese Strategien am ehesten im Bereich der Prävention von Tumorerkrankungen überzeugen. So wurde vom College of Physicians [23] geschätzt, daß bei vollständigem Verzicht auf das Rauchen die Mortalität in bezug auf alle Krebsarten um etwa ein Drittel gesenkt würde. Dies beträfe die Mehrzahl der Fälle von Mund-, Rachen-, Speiseröhren- und Lungenkrebs, aber auch wesent- Präventation am Beispiel Rauchen und Krebs liche Teile der Blasen-, Nieren- und Pankreaskarzinomerkrankungen. Bei Patienten mit Mund- oder Rachenkarzinom konnte darüber hinaus belegt werden, daß auch die Rezidivrate höher und die Gesamtüberlebenszeit einer Patientengruppe kürzer ist, wenn nach Primärtherapie der Nikotin- und Alkoholabusus fortgesetzt wird [24].

Vitamine zur
Krebsprävention

Neben diesem sicher von niemandem bezweifelten Nutzen der Vermeidung karzinogener Belastungen haben die 1993 publizierten Ergebnisse eines in Linxian, China, durchgeführten Cancer Prevention Trials die onkologische Präventionswelt stimuliert [25]. Dort wurde in einer mit hohen Ösophagus- und Magenkarzinomerkrankungen belasteten Bevölkerung bei 30000 Personen eine Nahrungssubstitution in verschiedenen Gruppen mit Retinol-Zink, Riboflavin und Niacin, Vitamin C und Molybdän sowie β-Carotin, Vitamin E und Selen durchgeführt. 32% der innerhalb einer Beobachtungsperiode von 8 Jahren aufgetretenen etwa 2900 Todesfälle gingen zu Lasten von Krebserkrankungen des Ösophagus und des Magens. Die mit β-Carotin, Vitamin E und Selen subsitituierten Personen wiesen im Vergleich zu den anderen genannten Gruppen eine signifikant verringerte Karzinomrate auf. Im Gegensatz dazu wurden jedoch, wie bereits oben erwähnt, in verschiedenen anderen Studien ähnliche Effekte, unter anderem durch die Substitution mit β-Carotin, -Retinol auf Inzidenz von Lungenkarzinomen bei Nichtrauchern oder Rauchern nicht einheitlich nachgewiesen [9].

Sekundäre Pflanzenstoffe mit salutogenetischen Eigenschaften für Tumorpatienten?

Wenn auch weniger spektakuläre, dafür aber quantitativ relevante gesundheitsfördernde, insbesondere auch antikarzinogene Wirkungen sind aber von einer ganzen Reihe von Lebensmittelinhaltsstoffen beschrieben. Vor dem Hintergrund der Tatsache, daß zwischen 20 und 60% aller Krebsarten durch direkten Ernährungseinfluß entstehen, liegen in diesem Bereich, quantitativ gesehen, sicher die größten salutogenetischen Potentiale. In den letzten zwei Jahrzehnten hat sich die Bewertung von Ballaststoffen und vieler bioaktiver Substanzen völlig gewandelt. Watzl und Leitzmann [26] geben in ihrem Buch «Bioaktive Substanzen in Lebensmitteln» eine sehr detaillierte Zusammenstellung über protektive Substanzen wie Ballaststoffe, Antioxidantien, Saponine, Phytosterine, Phenolsäure, Flavonoide und viele mehr.

Bioaktive Substanzen
in Lebensmitteln

Mit Hilfe unterschiedlicher experimenteller Ansätze ist es möglich, im Tierversuch durch systematische Entfernung einer Substanz das Auftreten von Mangelerkrankungen zu beobachten oder durch Fütterung mit einer bestimmten Kost karzinoprotektive Effekte zu registrieren. Der erste Ansatz führt zur Entdeckung essentieller Nahrungsbestandteile: der klassische Weg der Entdeckung von Vitaminen und Spurenelementen, sehr wichtig zur Vermeidung von Mangelerkrankungen. Der zweite Weg führt zur Feststellung karzinoprotektiver Kostprinzipien. So wird Ernährung heute auch zunehmend nicht nur unter dem Gesichtspunkt der Kanzerogenität, sondern auch unter dem der

Kanzeroprotektivität gesehen. Während das öffentliche Bewußtsein hier noch hinterherhinkt und Vitamine überidealisiert, ist man sich in der Nahrungsmittelindustrie dieser Zusammenhänge durchaus bewußt. Auch das National Cancer Institute unterstützt zur Zeit ein 5-Jahres-Programm zur Erfassung der kanzeroprotektiven Wirkung von sekundären Pflanzenstoffen mit 50 Mio Dollar jährlich, und an der Universität von Illinois in Chicago wurde eine spezielle Datenbank aufgebaut, die mittlerweile über 50000 Arbeiten zu diesem Themenbereich enthält.

NCI-Programm

Im Gegensatz zur Ideologisierung mit obskuren Krebsdiäten stellt die ausführliche und seriöse Information und praktische Anleitung in Ernährungskursen ein sinnvolles gesundheitsförderndes Prinzip dar. Dieses Thema hat jedoch in der onkologischen Fachwelt in der Vergangenheit relativ wenig Platz eingenommen. Vielleich hängt dies damit zusammen, daß bei Diabetikern oder bei Patienten mit Fettstoffwechselstörungen ein direkter, in Laborwerten meßbarer Effekt – im Sinne pathogenetischen Denkens – vom Arzt erfaßt und bewertet werden kann, dies aber beim Tumorpatienten im direkten Sinne, d. h. salutogenetisch orientiert, schwer möglich ist.

Alle Fragen der Ernährung von Patienten mit oder nach Tumorerkrankungen gehören nicht nur in das Repertoire spezialisierter Kliniken, z. B. in der Rehabilitationsonkologie, sondern sollten grundsätzlich von allen Ärzten aufgegriffen werden, die onkologische Patienten betreuen.

Bewegung und Sport als salutogenetisches Prinzip für Tumorpatienten?

Die Frage eines möglichen karzinoprotektiven Effektes sportlicher Aktivitäten wurde in mehreren großangelegten Studien an ehemaligen amerikanischen Hochschulabsolventinnen untersucht. Frisch [27] konnte in mehreren Arbeiten an über 5000 Frauen zeigen, daß die Karzinomrate sowohl von Brustkrebs als auch einer Reihe anderer Tumorentitäten signifikant unter der von Nichtsportlerinnen lag. Auch für Männer ließ sich in mehreren großangelegten Studien an über 16000 Harvard-Absolventen nachweisen, daß sportliche Aktivität mit niedrigeren Krebsraten assoziiert ist. Nachgewiesen wurde dies für die Gesamtkrebsarten sowie für das Kolon- und Rektumkarzinom. Die Daten für das Prostatakarzinom waren widersprüchlich. Dies mag für den Durchschnittsbürger ein relativ triviales – weil erwartetes – Ergebnis sein. Wissenschaftlich stellen Längsschnittstudien an so großen Kollektiven eine wertvolle Leistung dar.

Sport und Krebshäufigkeit

Die systematische Einbeziehung der körperlichen Aktivität in therapeutische, onkologische Konzepte ist eine Entwicklung der letzten 10 Jahre und längst noch kein Allgemeingut. Während ein angemessenes Training bei Koronarkranken selbstverständlich ist, sind vergleichbare Ansätze für Krebskranke erst im Entstehen.

Eine ähnliche Bedeutung als Quelle von Widerstandsfähigkeit, als Möglichkeit, wieder das Gefühl körperlicher Integrität und Vertrauen im Sinne der

Koheränz zu erhalten, stellen die vielen Ansätze zur physischen Leistungsver-
besserung und zum Abbau von krankheits- bzw. therapiebedingten Folgestö-
rungen, aber auch für bereits erkrankte bzw. behandelte Tumorpatienten dar. Im
Gegensatz zu allgemein ausgerichteten Gymnastik- bzw. Sportangeboten oder
Funktionstrainingsprogrammen nach Operation, z. B. am Bewegungsapparat,
sollten Körpertherapieprogramme für onkologische Patienten mehrdimensio-
nale Ziele besitzen. Natürlich ist der Abbau einer schweren Muskelschwäche
bei einem jungen Mann nach Knochenmarktransplantation ein wichtiges therapeutisches Trainingsziel. Es ist aber nur ein Aspekt in dem Gesamtkontext,
durch Verbesserung der körperlichen Leistungsfähigkeit und des Empfindens,

andere Bereiche wie Schlafstörungen, Appetitlosigkeit, allgemeines Unwohl-
sein und letztlich auch soziale Isolation positiv zu beeinflussen. In diesem
skizzierten Bereich sind erhebliche Ressourcen zu vermuten, die einerseits zum
Abbau des «natürlichen Hypochondrismus» jedes Tumorpatienten führen, zum
anderen als Quelle der Verbesserung körperlichen und seelischen Wohlbefindens Einfluß auf den Verlauf einer Tumorerkrankung nehmen können.

Unkonventionelle Therapien in der Onkologie im Sinne der Salutogenese?

Als weiterer Schwerpunkt in der Auseinandersetzung des Onkologen mit
dem Konzept Salutogenese muß der gesamte Bereich der sogenannten Alter-
nativ- oder unkonventionellen Medizin in der Tumortherapie beleuchtet werden.

Es gibt wenige Beispiele, an denen sich ähnlich vehement geführte Diskus-

sionen entzünden. Vielleicht hängt dieses Phänomen mit der, wie Kappauf und
Gallmeier [28] es nennen, «Polarisierung zwischen Schul- und Alternativmedizin als Spiegel der inneren Desintegration von Krebspatienten» zusammen.
Wie kaum an einem anderen Beispiel prallen dabei pathogenetisches Denken
und Handeln mit salutogenetischen Ansätzen (die in sich teilweise aber auch
widersprüchlich sind) aufeinander. Wenn man die Ergebnisse unserer eigenen
Untersuchungen an 370 Tumorpatienten [29] zum Thema «Alternativmedizin
und subjektive Krankheitsvorstellungen bei Krebspatienten» auswertet, ist
festzustellen, daß nicht nur deutlich über 50% der Tumorpatienten bewußt
unkonventionelle Mittel einsetzen, sondern daß die Verordnungen dieser Substanzen zu über 60% von Ärzten stammen, die offenbar in sich, wie Kappauf
es nennt, die Polarisierung in Reparaturmediziner und Ganzheitsmediziner
tragen.

Die entscheidenden Gründe zur Anwendung unkonventioneller Mittel liegen
für über 90% der befragten Patienten in der Stärkung der Abwehr, dem Wunsch,
selbst etwas zur Genesung beizutragen und damit auch psychische Kräfte zu
nutzen. Entsprechend standen bei den Kontrollattributionen die eigene Lebens-
einstellung und das eigene Verhalten im Sinne der internalen Kontrolle vor dem
Einfluß durch Arzt und Medizin. Damit ergibt sich im Vergleich zu früheren
Untersuchungen eine Verlagerung von Eigenverantwortlichkeit bezüglich des

eigenen Krankheitsverlaufes an die erste Stelle, noch vor die Vertrauenssetzung in Ärzte oder Einflüsse durch psychosoziale Belastungen. Diese Prioritäten hängen aber wesentlich von der jeweils gerade durchgeführten Therapie ab – ob eine Operation, Strahlen- oder Chemotherapie erfolgt oder ob eine Beobachtungsphase ohne spezifische Tumortherapie besteht. Genau diese Phase, die mit Regeneration und Rehabilitation von Erkrankungs- und Therapiefolgeschäden beginnt und schließlich in eine dauerhafte Nachsorge mündet, ist für Tumorpatienten of extrem kritisch. Sie ist für viele Patienten mit Angst und einem Ohnmachtsgefühl verbunden und, wie schon oben dargestellt, dem ausgeprägten Willen, mit Hilfe des Bildes «Abwehrstärkung» einem Krankheitsrückfall entgegenzuwirken. Es ist jedoch nicht nur die Angst vor Wiedererkrankung oder Tod, sondern auch die Angst, aus einer therapeutischen Beziehung herauszufallen. Diesem Bild und diesen Befürchtungen scheinen unkonventionelle Mittel mit der Perspektive Abwehrsteigerung und Verbesserung der Lebensqualität am besten entsprechen zu können. Zu erforschen, welche tatsächlich nützlichen pharmakologischen und immunologischen In-vivo-Wirkungen mit den vielen Einzelsubstanzen bzw. mehr oder weniger polypragmatischen Kombinationen zu erreichen sind, ist nach wie vor ein großes wissenschaftliches Betätigungsfeld.

Das Bild «Abwehrstärkung»

Die alternative Therapie ist dabei jedoch nicht selten die Alternative zu kompetenter Information, intensiver und einfühlsamer Zuwendung zum Patienten mit Aufbau von Hoffnung und Perspektiven.

Heinrich Schipperges [30] beschreibt dieses Phänomen in seinem Buch «Der Arzt von morgen» durch den Wandel von einer redenden zu einer schweigenden Medizin; aus dem Sprechzimmer wird das Spritzzimmer und aus der Sprechstunde die Fünf-Minuten-Medizin. Medikamente, auch biologische, unkonventionelle Therapien sind zunächst eine Krankheitsbotschaft. Gesundheitsbotschaften, im Sinne eines Salutogenesekonzeptes in der Onkologie, lassen sich vom Arzt jedoch nachhaltiger durch Heilkunde statt durch Heiltechnik vermitteln. G. A. Nagel hat in seiner Antrittsvorlesung vor der medizinischen Fakultät in Göttingen 1979 von den Schwierigkeiten der Ärzte, mit der Unheilkunde umzugehen, gesprochen. Diese Bemerkung kann dahingehend erweitert werden, daß es offenbar für viele Ärzte ebenso schwierig ist, in der Onkologie die Heilkunde umzusetzen. Das Salutogenese-Paradigma bietet auch für den onkologisch tätigen Arzt prinzipiell die Chance, von verzweifelten und zweifelhaften Therapieversuchen weg zu einer therapeutischen Begleitung Krebskranker zu kommen und damit einen wirkungsvollen Beitrag für deren Gesundheit und Lebensqualität zu leisten.

Heilkunde statt Heiltechnik

Literatur

1 Abel U: Chemotherapie fortgeschrittener Karzinome; 2. Aufl. Stuttgart, Hippokrates 1995.

2 Queißer W, Huber H: Aktiv gegen Krebs: Früherkennung und Vorbeugung (Editorial). Onkologie 1995; 18 (Sonderheft 3): 1.

3 Weigel RJ: Inherited cancer; in Abeloff MB, Armitage JO, Lichter AS, Niederhuber JE: Clinical Oncology. Edinburgh, Churchill Livingstone, 1995, pp 167–186.

4 Collins FS: BRCA1 – Lots of mutations, lots of dilemmas. N Engl J Med 1996; 334: 186–188.
5 ASCO: Statement of the American Society of Clinical Oncology: Genetic testing for cancer suscepti-bility. J Clin Oncol 1996; 14: 1730–1736.
6 EMNID: Medizin der Zukunft. Studie zum Jahreskongreß Wissenschaftszentrum Nordrhein-Westfalen, Düsseldorf, November 1995.
7 Lerman C, Daly M, Masny A, Bolshem A: Attitudes about genetic testing for breast – ovarian cancer susceptibility. J Clin Oncol 1994; 12: 843–850.
8 Hunter DJ, Manson JE, Colditz GA: A prospective study of the intake of vitamins C, E and A and the risk of breast cancer. N Engl J Med 1993; 329: 234–240.
9 Hennekens CH, Buring JE, Manson JE, Stampfer M, Rosner B, Cook NR, Belanger C, La Motte F, Gazione JM, Ridker PM, Willett W, Peto R: Lack of effect of long-term supplementation with beta carotene on the incidence of malignant neoplasms and cardiovascular disease. N Engl J Med 1996; 334: 1145–1149.
10 Omenn GS, Goodman GE, Thornquist MD, Balmes J, Cullen MR, Glass A, Keogh JP, Meyskens FL, Valanis B, Williams JH, Barnhart S, Hammor S: Effects of a combination of beta carotene and vitamin A on lung cancer and cardiovascular disease. N Engl J Med 1996; 334: 1150–1155.
11 Antonovsky A: Unraveling the mystery of health – How people manage stress and stay well. San Francisco, Jossey-Bass, 1987.
12 Rosenberg SA, Barry JM: Die veränderte Zelle. München, Goldmann, 1995.
13 Fauvet J, Ranjeau J, Pie R.: Les guérisons et régressions spontanées des cancers. Revue Practicien 1964; 14: 2177–2180.
14 Heim ME, Köbele C: Spontaneous remission in cancer. Onkologie 1995; 18: 388–392.
15 Ikemi Y, Nakagawa S, Nakagawa T, Sugita M: Psychosomatic consideration on cancer patients who have made a narrow escape from death. Dyn Psychiatr 1975; 8: 77–92.
16 Rond PC: Psychosocial variables associated with the exceptional survival of patients with advanced malignant disease. Int J Psychiatry Med 1986; 16: 113–122.
17 Weinstock C: Spontaneous regression of cancer. J Am Soc Psychosom Dent Med 1977; 24: 106–110.
18 Schmale HH, Iker H: The effect of hopelessness and the development of cancer. Psychosom Med 1966; 28: 714–721.
19 Seligman MEP: Helplessness – On depression development and death. San Francisco, Freeman, 1975.
20 Spiegel D, Bloom JR, Kraemer HC, Gottheil E: Effects of psychosocial treatment on survival of patients with metastatic breast cancer. Lancet, 1989; ii: 888–891.
21 Fawzy, FI, Fawzy NW, Arndt LA, Pasnan RO: Critical review of psychosocial interventions in cancer care. Arch Gen Psychiatry 1995; 52: 100–112.
22 Greer S, Mooney S, Baruch JDR, Watson M, Robertson BM, Mason A, Rowden C, Law MG, Bliss JM: Adjuvant psychological therapy for patients with cancer; A prospective randomised trial. BMJ 1992; 304: 675–680.
23 Royal College of Physicians of London: Smoking and Health, Now. London, Pitman Medical, 1971.
24 Vokes, EE, Weichselbaum RR, Lippman SM, Hong WK: Head and neck cancer. N Engl J Med 1993; 328: 184–194.
25 Blot WJ, Li JY, Taylor PR: Nutrition intervention trials in Linxian, China: Supplementation with specific vitamin/mineral combinations, cancer incidence, and disease specific mortality in the general population. J Natl Cancer Inst 1993; 85: 1483–1492.
26 Watzl B, Leitzmann C: Bioaktive Substanzen in Lebensmitteln. Stuttgart, Hippokrates 1995.
27 Frisch RE: Lower lifetime occurrence of breast cancer and cancer of the reproductive system among former college athlets. Am J Clin Nutr 1987; 45: 328–335.
28 Kappauf HW, Gallmeier WM: Onkologische Alternativmedizin, Psychosomatische Aspekte bei der Inanspruchnahme. Münch Med Wochenschr 1989; 131: 618–622.
29 Rietschel M, Pott-Hennies F: Alternativmedizin und subjektive Krankheitsvorstellungen bei Krebspa-tienten. Diplomarbeit Psycholog. Inst., Albert-Ludwigs-Universität Freiburg, 1995.
30 Schipperges H: Der Arzt von morgen. Berlin, Severin & Siedler, 1992.

PD Dr. med. H. H. Bartsch, Klinik für Tumorbiologie, Breisacher Str. 117,
D-79106 Freiburg (Deutschland)